TEMPEH
E RICETTE
DI CUCINA SEITAN
PER VEGANI

50 RICETTE SALUTARI

ALESSANDRA MAMELI

Tutti i diritti riservati.

Disclaimer

Le informazioni contenute in i intendono servire come una raccolta completa di strategie sulle quali l'autore di questo eBook ha svolto delle ricerche. Riassunti, strategie, suggerimenti e trucchi sono solo raccomandazioni dell'autore e la lettura di questo eBook non garantisce che i propri risultati rispecchieranno esattamente i risultati dell'autore. L'autore dell'eBook ha compiuto ogni ragionevole sforzo per fornire informazioni aggiornate e accurate ai lettori dell'eBook. L'autore e i suoi associati non saranno ritenuti responsabili per eventuali errori o omissioni involontarie che possono essere trovati. Il materiale nell'eBook può includere informazioni di terzi. I materiali di terze parti comprendono le opinioni espresse dai rispettivi proprietari. In quanto tale, l'autore dell'eBook non si assume alcuna responsabilità per materiale o opinioni di terzi. A causa del progresso di Internet o dei cambiamenti imprevisti nella politica aziendale e nelle linee guida per l'invio editoriale, ciò che è dichiarato come fatto al momento della stesura di questo documento potrebbe diventare obsoleto o inapplicabile in seguito.

SOMMARIO

INTRODUZIONE

Tempeh e Seitan sono ampiamente utilizzati nei circoli vegetariani, vegani, integrali e macrobiotici.

Tempeh è un tradizionale prodotto di soia giavanese a base di soia fermentata. È prodotto da un processo di coltura naturale e fermentazione controllata che lega i semi di soia in una forma di torta. Un fungo viene utilizzato nel processo di fermentazione ed è anche noto come antipasto tempeh.

Tempeh ha una consistenza carnosa e soda e assorbe molto bene i sapori, quindi puoi davvero sperimentare diverse marinate, salse e miscele di spezie. ... Non sono solo il gusto, la versatilità e il profilo nutrizionale che rendono il tempeh un'ottima fonte di proteine. È anche un'opzione molto più sostenibile rispetto alla carne.

D'altra parte, il Seitan è un alimento a base di glutine, la principale proteina del grano. Si ottiene lavando con acqua la pasta di farina di frumento fino a rimuovere tutti i granuli di amido, lasciando il glutine colloso insolubile come una massa elastica, che viene poi cotta prima di essere mangiata. Il seitan contiene 72 grammi di proteine vegetali per tazza, quindi molte persone che seguono una dieta vegana scelgono di consumare il cibo per il suo alto contenuto proteico, l'accessibilità e la versatilità. Questo è anche il motivo per cui molti prodotti a base di carne vegetariani e vegani sono a base di Seitan.

TEMPEH

1. Spaghetti alla carbonara

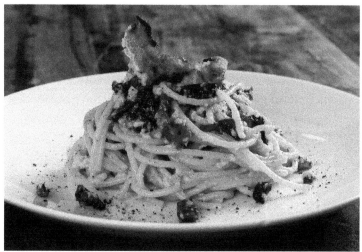

Per 4 porzioni

- 2 cucchiai di olio d'oliva
- 3 scalogni medi, tritati
- 4 once di pancetta tempeh, fatta in casa (vedi Tempeh Bacon) o acquistato in negozio, tritato
- 1 tazza di latte di soia non zuccherato
- ½ tazza di tofu morbido o vellutato, scolato
- ¼ tazza di lievito alimentare
- Sale e pepe nero appena macinato

- 1 libbra di spaghetti
- 3 cucchiai di prezzemolo fresco tritato

In una padella capiente, scalda l'olio a fuoco medio. Aggiungere gli scalogni e cuocere finché sono teneri, circa 5 minuti. Aggiungere il tempeh bacon e cuocere, mescolando spesso, fino a quando non sarà leggermente dorato, per circa 5 minuti. Mettere da parte.

In un frullatore, unisci il latte di soia, il tofu, il lievito alimentare e sale e pepe a piacere. Frulla fino a ottenere un composto omogeneo. Mettere da parte.

In una pentola capiente di acqua bollente salata, cuocere gli spaghetti a fuoco medio-alto, mescolando di tanto in tanto, al dente, per circa 10 minuti. Scolateli bene e trasferiteli in una grande ciotola da portata. Aggiungere la miscela di tofu, 1/4 tazza di parmigiano e tutti i cucchiai tranne 2 della miscela di pancetta tempeh.

Mescolare delicatamente per amalgamare e assaggiare, aggiustando i condimenti se necessario, aggiungendo un po 'più di latte di soia se troppo asciutto. Completare con diverse macinate di pepe, la restante pancetta tempeh, il restante parmigiano e il prezzemolo. Servite subito.

2. Tempeh e verdure saltate in padella

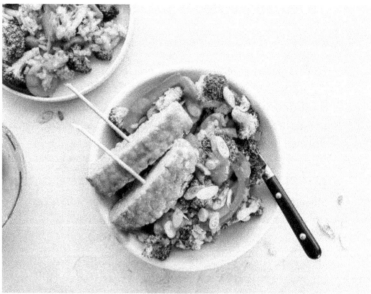

Per 4 porzioni

- 10 once di tempeh
- Sale e pepe nero appena macinato
- 2 cucchiaini di amido di mais
- 4 tazze di piccoli fiori di broccoli
- 2 cucchiai di olio di canola o di vinaccioli
- 2 cucchiai di salsa di soia
- 2 cucchiai d'acqua
- 1 cucchiaio di mirin
- ½ cucchiaino di peppe rosse tritate
- 2 cucchiaini di olio di sesamo tostato
- 1 peperone rosso medio, tagliato a fette da 1⁄2 pollice
- 6 once di funghi bianchi, leggermente sciacquati, asciugati tamponando e tagliati a fette da 1⁄2 pollice
- 2 spicchi d'aglio, tritati
- 3 cucchiai di cipolle verdi tritate

- 1 cucchiaino di zenzero fresco grattugiato

In una casseruola media di acqua bollente, cuocere il tempeh per 30 minuti. Scolare, asciugare e mettere da parte a raffreddare. Taglia il tempeh a cubetti da 1/2 pollice e mettilo in una ciotola poco profonda. Condire con sale e pepe nero a piacere, cospargere con la maizena e mescolare per ricoprire. Mettere da parte.

Cuocere leggermente i broccoli fino a renderli quasi teneri, circa 5 minuti. Passare sotto l'acqua fredda per interrompere il processo di cottura e mantenere il colore verde brillante. Mettere da parte.

In una padella grande o in un wok, scalda 1 cucchiaio di olio di canola a fuoco medio-alto. Aggiungere il tempeh e saltare in padella fino a doratura, circa 5 minuti. Togliere dalla padella e mettere da parte.

In una piccola ciotola, unire la salsa di soia, l'acqua, il mirin, il peperoncino tritato e l'olio di sesamo. Mettere da parte.

Riscalda la stessa padella a fuoco medio-alto. Aggiungere il restante 1 cucchiaio di olio di canola. Aggiungere il peperone e i funghi e saltare in padella finché non si saranno ammorbiditi, per circa 3 minuti. Aggiungere l'aglio, le cipolle verdi e lo zenzero e saltare in padella 1 minuto. Aggiungere i broccoli al vapore e il tempeh fritto e saltare in padella per 1 minuto. Incorporare il composto di salsa di soia e saltare in padella fino a quando il tempeh e le verdure sono calde e ben ricoperte con la salsa. Servite subito.

3. Teriyaki Tempeh

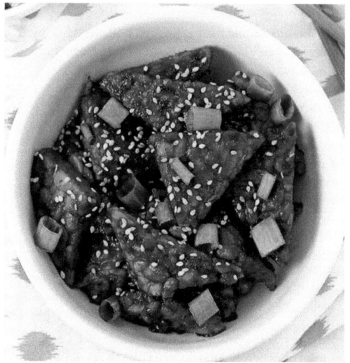

Per 4 porzioni

- 1 libbra di tempeh, tagliato a fette da 1/4 di pollice
- 1/4 tazza di succo di limone fresco
- 1 cucchiaino di aglio tritato
- 2 cucchiai di cipolle verdi tritate
- 2 cucchiaini di zenzero fresco grattugiato
- 1 cucchiaio di zucchero
- 2 cucchiai di olio di sesamo tostato
- 1 cucchiaio di amido di mais
- 2 cucchiai d'acqua
- 2 cucchiai di olio di canola o di vinaccioli

In una casseruola media di acqua bollente, cuocere il tempeh per 30 minuti. Scolateli e metteteli in un piatto largo e basso. In una piccola ciotola, unire la salsa di soia, il succo di limone, l'aglio, le cipolle verdi, lo zenzero, lo zucchero, l'olio di sesamo, la maizena e l'acqua. Mescolare bene, quindi versare la marinata sul tempeh cotto, girando per ricoprire. Marinare il tempeh per 1 ora.

In una padella larga, scaldare l'olio di canola a fuoco medio. Rimuovere il tempeh dalla marinata, riservando la marinata. Aggiungere il tempeh nella padella calda e cuocere fino a doratura su entrambi i lati, circa 4 minuti per lato. Aggiungere la marinata riservata e cuocere a fuoco lento finché il liquido non si sarà addensato, circa 8 minuti. Servite subito.

4. Tempeh alla brace

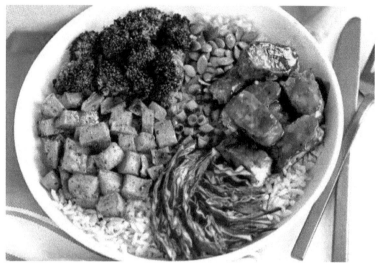

Per 4 porzioni

- 1 libbra di tempeh, tagliato in barrette da 2 pollici
- 2 cucchiai di olio d'oliva
- 1 cipolla media, tritata
- 1 peperone rosso medio, tritato
- 2 spicchi d'aglio, tritati
- (14,5 once) possono pomodori schiacciati
- 2 cucchiai di melassa scura
- 2 cucchiai di aceto di mele
- cucchiaio di salsa di soia
- 2 cucchiaini di senape marrone piccante
- 1 cucchiaio di zucchero
- ½ cucchiaino di sale
- ¼ cucchiaino di pimento macinato
- ¼ cucchiaino di pepe di Caienna macinato

In una casseruola media di acqua bollente, cuocere il tempeh per 30 minuti. Scolare e mettere da parte.

In una grande casseruola, scalda 1 cucchiaio di olio a fuoco medio. Aggiungere la cipolla, il peperone e l'aglio. Copri e cuoci finché non si ammorbidisce, circa 5 minuti. Incorporare i pomodori, la melassa, l'aceto, la salsa di soia, la senape, lo zucchero, il sale, il pimento e il pepe di Caienna e portare a ebollizione. Riduci la fiamma al minimo e lascia sobbollire, scoperto, per 20 minuti.

In una padella grande, scalda il restante 1 cucchiaio di olio a fuoco medio. Aggiungere il tempeh e cuocere fino a doratura, girando una volta, per circa 10 minuti. Aggiungere una quantità sufficiente di salsa per ricoprire generosamente il tempeh. Coprire e cuocere a fuoco lento per amalgamare i sapori, circa 15 minuti. Servite subito.

5. Tempeh arancia-bourbon

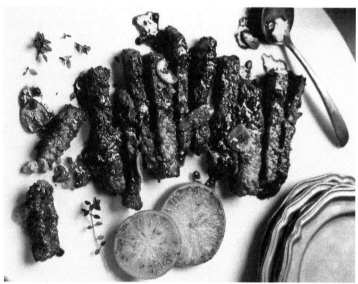

Per 4-6 porzioni

- 2 tazze d'acqua
- $\frac{1}{2}$ tazza di salsa di soia
- zenzero fresco a fettine sottili
- 2 spicchi d'aglio, affettare
- 1 libbra di tempeh, tagliato a fettine sottili
- Sale e pepe nero appena macinato
- $\frac{1}{4}$ tazza di olio di canola o di vinaccioli
- 1 cucchiaio di zucchero di canna chiaro
- $\frac{1}{8}$ cucchiaino di pimento macinato
- $\frac{1}{3}$ tazza di succo d'arancia fresco
- $\frac{1}{4}$ tazza di bourbon o 5 fette d'arancia, tagliate a metà
- 1 cucchiaio di amido di mais mescolato con 2 cucchiai di acqua

In una grande casseruola, unire l'acqua, la salsa di soia, lo zenzero, l'aglio e la scorza d'arancia. Mettere il tempeh nella marinata e portare a ebollizione. Riduci la fiamma al minimo e lascia sobbollire per 30 minuti. Rimuovere il tempeh dalla marinata, riservando la marinata. Cospargere il tempeh con sale e pepe a piacere. Metti la farina in una ciotola poco profonda. Immergi il tempeh cotto nella farina e mettilo da parte.

In una padella capiente, scalda l'olio a fuoco medio. Aggiungere il tempeh, a intervalli se necessario, e cuocere fino a doratura su entrambi i lati, circa 4 minuti per lato. Aggiungere gradualmente la marinata riservata. Aggiungere lo zucchero, il pimento, il succo d'arancia e il bourbon. Completare il tempeh con le fette d'arancia. Coprire e cuocere a fuoco lento fino a quando la salsa è sciropposa e i sapori si sono amalgamati, circa 20 minuti.

Usa una schiumarola o una spatola per rimuovere il tempeh dalla padella e trasferirlo su un piatto da portata. Tenere caldo. Aggiungere la miscela di amido di mais alla salsa e cuocere, mescolando, per addensare. Abbassa la fiamma e lascia sobbollire, scoperto, mescolando continuamente, finché la salsa non si sarà addensata. Versare la salsa sul tempeh e servire immediatamente.

6. Tempeh e patate dolci

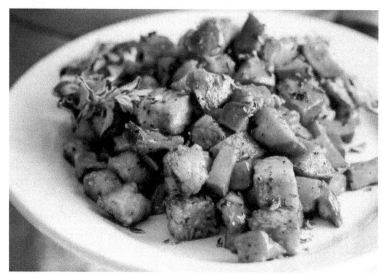

Per 4 porzioni

- 1 libbra di tempeh
- 2 cucchiai di salsa di soia
- 1 cucchiaino di coriandolo macinato
- $\frac{1}{2}$ cucchiaino di curcuma
- 2 cucchiai di olio d'oliva
- 3 scalogni grandi, tritati
- 1 o 2 patate dolci medie, sbucciate e tagliate a dadi da 1/2 pollice
- 2 cucchiaini di zenzero fresco grattugiato
- 1 tazza di succo d'ananas
- 2 cucchiaini di zucchero di canna chiaro
- Succo di 1 lime

In una casseruola media di acqua bollente, cuocere il tempeh per 30 minuti. Trasferiscilo in una ciotola poco profonda. Aggiungere 2 cucchiai di salsa di soia, coriandolo e curcuma, mescolando per ricoprire. Mettere da parte.

In una padella capiente, scalda 1 cucchiaio di olio a fuoco medio. Aggiungere il tempeh e cuocere fino a doratura su entrambi i lati, circa 4 minuti per lato. Togliere dalla padella e mettere da parte.

Nella stessa padella, scaldare i restanti 2 cucchiai di olio a fuoco medio. Aggiungere lo scalogno e le patate dolci. Coprire e cuocere fino a quando leggermente ammorbidito e leggermente dorato, circa 10 minuti. Incorporare lo zenzero, il succo d'ananas, il restante cucchiaio di salsa di soia e lo zucchero, mescolando per amalgamare. Abbassare la fiamma, aggiungere il tempeh cotto, coprire e cuocere finché le patate non saranno morbide, circa 10 minuti. Trasferire il tempeh e le patate dolci in un piatto da portata e tenere al caldo. Mescolare il succo di lime nella salsa e cuocere a fuoco lento per 1 minuto per amalgamare i sapori. Versare la salsa sul tempeh e servire immediatamente.

7. Creole Tempeh

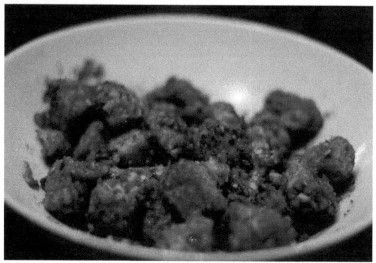

Per 4-6 porzioni

- 1 libbra di tempeh, tagliato a fette da 1/4 di pollice
- 1/4 tazza di salsa di soia
- 2 cucchiai di condimento creolo
- 1/2 tazza di farina per tutti gli usi
- 2 cucchiai di olio d'oliva
- 1 cipolla gialla dolce media, tritata
- 2 coste di sedano, tritate
- 1 peperone verde medio, tritato
- 3 spicchi d'aglio, tritati
- 1 (14,5 once) lattina di pomodori a cubetti, scolati
- 1 cucchiaino di timo essiccato
- 1/2 tazza di vino bianco secco
- Sale e pepe nero appena macinato

Metti il tempeh in una grande casseruola con abbastanza acqua da coprire. Aggiungere la salsa di soia e 1 cucchiaio di condimento creolo. Copri e fai sobbollire per 30 minuti. Rimuovere il tempeh dal liquido e mettere da parte, riservando il liquido.

In una ciotola poco profonda, unire la farina con i restanti 2 cucchiai di condimento creolo e mescolare bene. Immergi il tempeh nella miscela di farina, ricoprendo bene. In una padella capiente, scalda 1 cucchiaio di olio a fuoco medio. Aggiungere il tempeh dragato e cuocere fino a doratura su entrambi i lati, circa 4 minuti per lato. Togli il tempeh dalla padella e mettilo da parte.

Nella stessa padella, scalda il restante 1 cucchiaio di olio a fuoco medio. Aggiungere la cipolla, il sedano, il peperone e l'aglio. Coprite e cuocete fino a quando le verdure si saranno ammorbidite, circa 10 minuti. Incorporare i pomodori, quindi aggiungere nuovamente il tempeh nella padella insieme al timo, al vino e 1 tazza del liquido bollente riservato. Condite con sale e pepe a piacere. Portare a ebollizione e cuocere, scoperto, per circa 30 minuti per ridurre il liquido e amalgamare i sapori. Servite subito.

8. Tempeh con Limone e Capperi

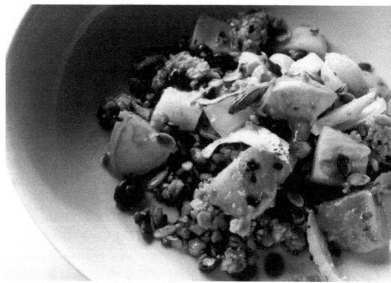

Per 4-6 porzioni

- 1 libbra di tempeh, tagliato orizzontalmente a fette di 1/4 di pollice
- 1/2 tazza di salsa di soia
- 1/2 tazza di farina per tutti gli usi
- Sale e pepe nero appena macinato
- 2 cucchiai di olio d'oliva
- 2 scalogni medi, tritati
- 2 spicchi d'aglio, tritati
- 2 cucchiai di capperi
- 1/2 tazza di vino bianco secco
- 1/2 tazza di brodo vegetale, fatto in casa (vediBrodo Vegetale Leggero) o acquistato in negozio
- 2 cucchiai di margarina vegana
- Succo di 1 limone
- 2 cucchiai di prezzemolo fresco tritato

Metti il tempeh in una grande casseruola con abbastanza acqua da coprire. Aggiungere la salsa di soia e cuocere a fuoco lento per 30 minuti. Togli il tempeh dalla pentola e mettilo da parte a raffreddare. In una ciotola bassa, unire la farina, il sale e il pepe a piacere. Trascina il tempeh nella miscela di farina, ricoprendo entrambi i lati. Mettere da parte.

In una padella capiente, scalda 2 cucchiai di olio a fuoco medio. Aggiungere il tempeh, a intervalli se necessario, e cuocere fino a doratura su entrambi i lati, circa 8 minuti in totale. Togli il tempeh dalla padella e mettilo da parte.

Nella stessa padella, scalda il restante 1 cucchiaio di olio a fuoco medio. Aggiungere gli scalogni e cuocere circa 2 minuti. Aggiungere l'aglio, quindi incorporare i capperi, il vino e il brodo. Rimetti il tempeh nella padella e lascia sobbollire per 6-8 minuti. Incorporare la margarina, il succo di limone e il prezzemolo, mescolando per sciogliere la margarina. Servite subito.

9. Tempeh con Acero e Glassa Balsamica

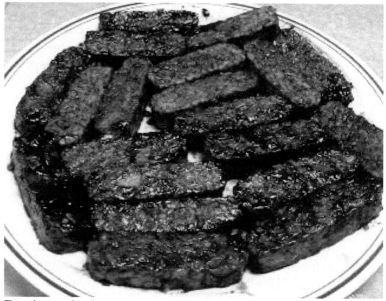

Per 4 porzioni

- 1 libbra di tempeh, tagliato in barrette da 2 pollici
- 2 cucchiai di aceto balsamico
- 2 cucchiai di sciroppo d'acero puro
- 1 cucchiaio e mezzo di senape marrone piccante
- 1 cucchiaino di salsa Tabasco
- 1 cucchiaio di olio d'oliva
- 2 spicchi d'aglio, tritati
- 1/2 tazza di brodo vegetale, fatto in casa (vediBrodo Vegetale Leggero) o sale acquistato in negozio e pepe nero appena macinato

In una casseruola media di acqua bollente, cuocere il tempeh per 30 minuti. Scolare e asciugare tamponando.

In una piccola ciotola, unisci l'aceto, lo sciroppo d'acero, la senape e il Tabasco. Mettere da parte.

In una padella capiente, scalda l'olio a fuoco medio. Aggiungere il tempeh e cuocere fino a doratura su entrambi i lati, girando una volta, circa 4 minuti per lato. Aggiungere l'aglio e cuocere per 30 secondi in più.

Aggiungere il brodo e aggiustare di sale e pepe. Aumenta la fiamma a una temperatura medio-alta e cuoci, senza coperchio, per circa 3 minuti o finché il liquido non sarà quasi evaporato.

Aggiungere la miscela di senape riservata e cuocere per 1 o 2 minuti, girando il tempeh per ricoprire con la salsa e glassare bene. Fare attenzione a non bruciare. Servite subito.

10. Tempeh Chili allettante

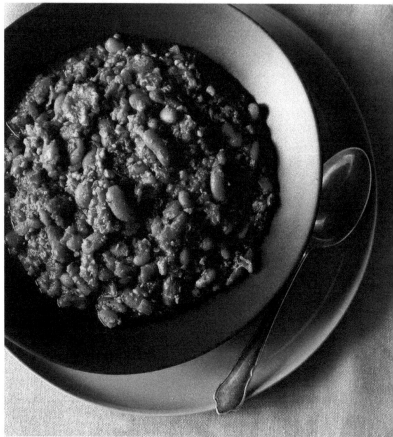

Per 4-6 porzioni

- 1 libbra di tempeh
- 1 cucchiaio di olio d'oliva
- 1 cipolla gialla media, tritata
- 1 peperone verde medio, tritato
- 2 spicchi d'aglio, tritati
- cucchiai di peperoncino in polvere
- 1 cucchiaino di origano essiccato
- 1 cucchiaino di cumino macinato

- (28 once) può pomodori schiacciati
- ½ tazza di acqua, più altra se necessario
- 11⁄2 tazze cotte o 1 (15,5 once) di fagioli borlotti, scolate e sciacquate
- 1 (4 once) può peperoncini verdi delicati tritati, scolati
- Sale e pepe nero appena macinato
- 2 cucchiai di coriandolo fresco tritato

In una casseruola media di acqua bollente, cuocere il tempeh per 30 minuti. Scolare e lasciar raffreddare, quindi tritare finemente e mettere da parte.

In una grande casseruola, scaldate l'olio. Aggiungere la cipolla, il peperone e l'aglio, coprire e cuocere finché non si saranno ammorbiditi, circa 5 minuti. Aggiungere il tempeh e cuocere, scoperto, fino a doratura, circa 5 minuti. Aggiungere il peperoncino in polvere, l'origano e il cumino. Incorporare i pomodori, l'acqua, i fagioli e i peperoncini. Condire con sale e pepe nero a piacere. Mescolare bene per unire.

Portare a ebollizione, quindi abbassare la fiamma, coprire e cuocere a fuoco lento per 45 minuti, mescolando di tanto in tanto, aggiungendo un po 'più di acqua se necessario.

Cospargere di coriandolo e servire immediatamente.

11. Tempeh Cacciatore

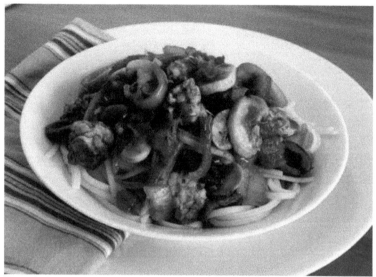

Per 4-6 porzioni

- 1 libbra di tempeh, tagliato a fettine sottili
- 2 cucchiai di olio di canola o di semi d'uva
- 1 cipolla rossa media, tagliata a dadi da 1/2 pollice
- peperone rosso medio, tagliato a dadi da 1/2 pollice
- carota media, tagliata a fette di 1/4 di pollice
- 2 spicchi d'aglio, tritati
- 1 (28 once) lattina di pomodori a cubetti, scolati
- 1/4 di tazza di vino bianco secco
- 1 cucchiaino di origano essiccato
- 1 cucchiaino di basilico essiccato
- Sale e pepe nero appena macinato

In una casseruola media di acqua bollente, cuocere il tempeh per 30 minuti. Scolare e asciugare tamponando.

In una padella capiente, scalda 1 cucchiaio di olio a fuoco medio. Aggiungere il tempeh e cuocere fino a doratura su entrambi i lati, per un totale di 8-10 minuti. Togliere dalla padella e mettere da parte.

Nella stessa padella, scalda il restante 1 cucchiaio di olio a fuoco medio. Aggiungere la cipolla, il peperone, la carota e l'aglio. Copri e cuoci finché non si ammorbidisce, circa 5 minuti. Aggiungere i pomodori, il vino, l'origano, il basilico, il sale e il pepe nero a piacere e portare a ebollizione. Abbassare la fiamma al minimo, aggiungere il tempeh riservato e cuocere a fuoco lento, scoperto, finché le verdure non saranno morbide e i sapori ben amalgamati, circa 30 minuti. Servite subito.

12. Tempeh Indonesiano In Salsa Di Cocco

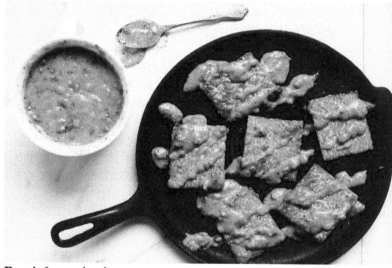

Per 4-6 porzioni

- 1 libbra di tempeh, tagliato a fette da 1/4 di pollice
- 2 cucchiai di olio di canola o di vinaccioli
- 1 cipolla gialla media, tritata
- 3 spicchi d'aglio, tritati
- 1 peperone rosso medio, tritato
- 1 peperone verde medio, tritato
- 1 o 2 piccoli serrano o altri peperoncini piccanti freschi, privati dei semi e tritati
- 1 (14,5 once) lattina di pomodori a cubetti, scolati
- 1 (13,5 once) può latte di cocco non zuccherato
- Sale e pepe nero appena macinato
- 1/2 tazza di arachidi tostate non salate, macinate o tritate, per guarnire
- 2 cucchiai di coriandolo fresco tritato, per guarnire

In una casseruola media di acqua bollente, cuocere il tempeh per 30 minuti. Scolare e asciugare tamponando.

In una padella capiente, scalda 1 cucchiaio di olio a fuoco medio. Aggiungere il tempeh e cuocere fino a doratura su entrambi i lati, circa 10 minuti. Togliere dalla padella e mettere da parte.

Nella stessa padella, scalda il restante 1 cucchiaio di olio a fuoco medio. Aggiungere la cipolla, l'aglio, i peperoni rossi e verdi e i peperoncini. Copri e cuoci finché non si ammorbidisce, circa 5 minuti. Mescolare i pomodori e il latte di cocco. Abbassare la fiamma al minimo, aggiungere il tempeh riservato, aggiustare di sale e pepe e cuocere a fuoco lento, scoperto, finché la salsa non si sarà leggermente ridotta, circa 30 minuti. Cospargere con arachidi e coriandolo e servire immediatamente.

13. Tempeh allo zenzero e arachidi

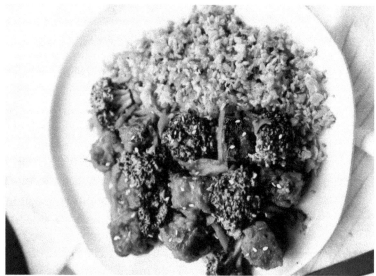

Per 4 porzioni

- 1 libbra di tempeh, tagliato a dadi da 1/2 pollice
- 2 cucchiai di olio di canola o di vinaccioli
- peperone rosso medio, tagliato a dadi da 1/2 pollice
- 3 spicchi d'aglio, tritati
- piccolo mazzo di cipolle verdi, tritate
- 2 cucchiai di zenzero fresco grattugiato
- 2 cucchiai di salsa di soia
- 1 cucchiaio di zucchero
- 1/4 cucchiaino di peperone rosso tritato
- 1 cucchiaio di amido di mais
- 1 tazza d'acqua
- 1 tazza di arachidi tostate non salate tritate
- 2 cucchiai di coriandolo fresco tritato

In una casseruola media di acqua bollente, cuocere il tempeh per 30 minuti. Scolare e asciugare tamponando. In una padella grande o in un wok, scalda l'olio a fuoco medio. Aggiungere il tempeh e cuocere fino a quando non sarà leggermente dorato, circa 8 minuti. Aggiungere il peperone e saltare in padella finché non si sarà ammorbidito, circa 5 minuti. Aggiungere l'aglio, le cipolle verdi e lo zenzero e saltare in padella fino a quando non diventa fragrante, 1 minuto.

In una piccola ciotola, unire la salsa di soia, lo zucchero, il peperoncino tritato, la maizena e l'acqua. Mescolare bene, quindi versare nella padella. Cuocere, mescolando, per 5 minuti, fino a quando non si sarà leggermente addensato. Incorporare le arachidi e il coriandolo. Servite subito.

14. Tempeh con patate e cavolo cappuccio

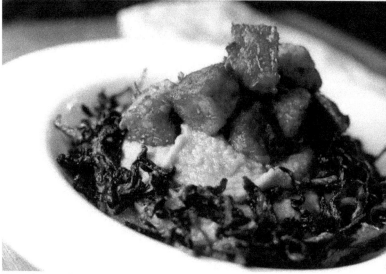

Per 4 porzioni

- 1 libbra di tempeh, tagliato a dadi da 1/2 pollice
- 2 cucchiai di olio di canola o di vinaccioli
- 1 cipolla gialla media, tritata
- 1 carota media, tritata
- 1 cucchiaio e mezzo di paprika dolce ungherese
- 2 patate ruggine medie, sbucciate e tagliate a dadi da 1/2 pollice
- 3 tazze di cavolo tritato
- 1 (14,5 once) lattina di pomodori a cubetti, scolati
- 1/4 di tazza di vino bianco secco
- 1 tazza di brodo vegetale, fatto in casa (vedi Brodo Vegetale Leggero) o sale acquistato in negozio e pepe nero appena macinato
- 1/2 tazza di panna acida vegana, fatta in casa (vediPanna acida al tofu) o acquistato in negozio (opzionale)

In una casseruola media di acqua bollente, cuocere il tempeh per 30 minuti. Scolare e asciugare tamponando.

In una padella capiente, scalda 1 cucchiaio di olio a fuoco medio. Aggiungere il tempeh e cuocere fino a doratura su entrambi i lati, circa 10 minuti. Rimuovere il tempeh e mettere da parte.

Nella stessa padella, scalda il restante 1 cucchiaio di olio a fuoco medio. Aggiungere la cipolla e la carota, coprire e cuocere finché non si saranno ammorbidite, circa 10 minuti. Mescolare la paprika, le patate, il cavolo, i pomodori, il vino e il brodo e portare a ebollizione. Condite con sale e pepe a piacere

Riduci la fiamma a una temperatura media, aggiungi il tempeh e fai sobbollire, scoperto, per 30 minuti o finché le verdure non sono tenere e i sapori si sono amalgamati. Aggiungere la panna acida, se utilizzata, e servire immediatamente.

15. Stufato di succotash meridionale

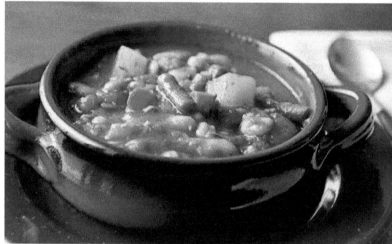

Per 4 porzioni

- 10 once di tempeh
- 2 cucchiai di olio d'oliva
- 1 cipolla gialla dolce grande, tritata finemente
- 2 patate ruggine medie, sbucciate e tagliate a dadi da 1/2 pollice
- 1 (14,5 once) lattina di pomodori a cubetti, scolati
- 1 confezione da 16 once di succotash congelata
- 2 tazze di brodo vegetale, fatto in casa (vedi Brodo Vegetale Leggero) o acquistato in negozio o acqua
- 2 cucchiai di salsa di soia
- 1 cucchiaino di senape secca
- 1 cucchiaino di zucchero
- 1/2 cucchiaino di timo essiccato
- 1/2 cucchiaino di pimento macinato
- 1/4 cucchiaino di pepe di Caienna macinato
- Sale e pepe nero appena macinato

In una casseruola media di acqua bollente, cuocere il tempeh per 30 minuti. Scolare, asciugare e tagliare a dadi da 1 pollice.

In una padella capiente, scalda 1 cucchiaio di olio a fuoco medio. Aggiungere il tempeh e cuocere fino a doratura su entrambi i lati, circa 10 minuti. Mettere da parte.

In una grande casseruola, scaldare il restante 1 cucchiaio di olio a fuoco medio. Aggiungere la cipolla e cuocere fino a quando non si sarà ammorbidita, 5 minuti. Aggiungere le patate, le carote, i pomodori, il succotash, il brodo, la salsa di soia, la senape, lo zucchero, il timo, il pimento e il pepe di Caienna. Condite con sale e pepe a piacere. Portare a ebollizione, quindi abbassare la fiamma e aggiungere il tempeh. Cuocere a fuoco lento, coperto, fino a quando le verdure sono tenere, mescolando di tanto in tanto, per circa 45 minuti.

Circa 10 minuti prima che lo spezzatino sia terminato, incorporare il fumo liquido. Assaggiare, aggiustando i condimenti se necessario

Servite subito.

16. Casseruola Jambalaya Al Forno

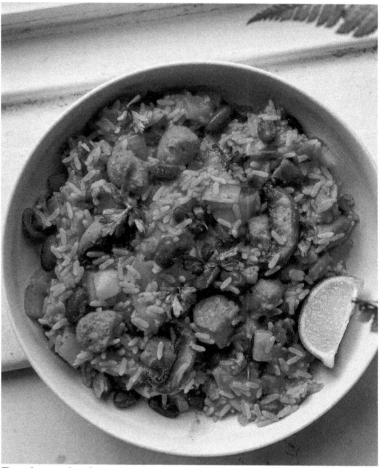

Per 4 porzioni

- 10 once di tempeh
- 2 cucchiai di olio d'oliva
- 1 cipolla gialla media, tritata
- 1 peperone verde medio, tritato
- 2 spicchi d'aglio, tritati
- 1 (28 once) può pomodori a cubetti, non scolati

- $1/2$ tazza di riso bianco
- 11/2 tazze di brodo vegetale, fatto in casa (vediBrodo Vegetale Leggero) o acquistato in negozio o acqua
- 11/2 tazze cotte o 1 (15,5 once) può fagioli rossi scuri, scolati e sciacquati
- 1 cucchiaio di prezzemolo fresco tritato
- 11/2 cucchiaini di condimento Cajun
- 1 cucchiaino di timo essiccato
- $1/2$ cucchiaino di sale
- $1/4$ cucchiaino di pepe nero appena macinato

In una casseruola media di acqua bollente, cuocere il tempeh per 30 minuti. Scolare e asciugare tamponando. Tagliare a dadi da 1/2 pollice. Preriscalda il forno a 350 ° F.

In una padella capiente, scalda 1 cucchiaio di olio a fuoco medio. Aggiungere il tempeh e cuocere fino a doratura su entrambi i lati, circa 8 minuti. Trasferisci il tempeh in una pirofila da 9 x 13 pollici e metti da parte.

Nella stessa padella, scalda il restante 1 cucchiaio di olio a fuoco medio. Aggiungere la cipolla, il peperone e l'aglio. Coprite e cuocete finché le verdure non si saranno ammorbidite, circa 7 minuti.

Aggiungere il composto di verdure nella teglia con il tempeh. Incorporare i pomodori con il loro liquido, il riso, il brodo, i fagioli, il prezzemolo, il condimento Cajun, il timo, il sale e il pepe nero. Mescolare bene, quindi coprire bene e infornare fino a quando il riso è tenero, circa 1 ora. Servite subito.

17. Tempeh e torta di patate dolci

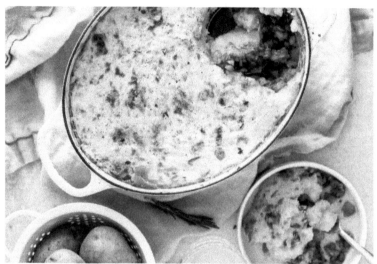

Per 4 porzioni

- 8 once di tempeh
- 3 patate dolci medie, sbucciate e tagliate a dadi da 1/2 pollice
- 2 cucchiai di margarina vegana
- 1/4 tazza di latte di soia non zuccherato
- Sale e pepe nero appena macinato
- 2 cucchiai di olio d'oliva
- 1 cipolla gialla media, tritata finemente
- 2 carote medie, tritate
- 1 tazza di piselli surgelati, scongelati
- 1 tazza di chicchi di mais congelati, scongelati
- 11/2 tazzeSalsa ai funghi
- 1/2 cucchiaino di timo essiccato

In una casseruola media di acqua bollente, cuocere il tempeh per 30 minuti. Scolare e asciugare tamponando. Tritate finemente il tempeh e mettetelo da parte.

Cuocere a vapore le patate dolci finché sono teneri, circa 20 minuti. Preriscalda il forno a 350 ° F. Schiacciare le patate dolci con la margarina, il latte di soia e sale e pepe a piacere. Mettere da parte.

In una padella capiente, scalda 1 cucchiaio di olio a fuoco medio. Aggiungere la cipolla e le carote, coprire e cuocere fino a renderle morbide, circa 10 minuti. Trasferisci in una teglia da 10 pollici.

Nella stessa padella, scalda il restante 1 cucchiaio di olio a fuoco medio. Aggiungere il tempeh e cuocere fino a doratura su entrambi i lati, da 8 a 10 minuti. Aggiungere il tempeh nella teglia con la cipolla e le carote. Incorporare i piselli, il mais e la salsa di funghi. Aggiungere il timo e aggiustare di sale e pepe. Mescola per amalgamare.

Distribuire sopra la purea di patate dolci, distribuendola uniformemente sui bordi della padella con una spatola. Cuocere fino a quando le patate saranno leggermente dorate e il ripieno caldo, circa 40 minuti. Servite subito.

18. Pasta Ripiena Di Melanzane E Tempeh

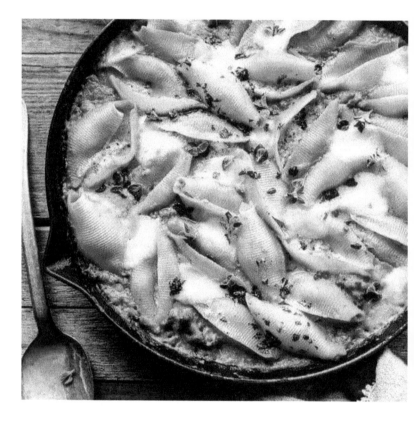

Per 4 porzioni

- 8 once di tempeh
- 1 melanzana media
- 12 grandi gusci di pasta
- 1 spicchio d'aglio, schiacciato
- ¼ cucchiaino di pepe di Caienna macinato
- Sale e pepe nero appena macinato
- Pangrattato secco non stagionato

- 3 tazze di salsa marinara, fatta in casa (vedi Salsa marinara) o acquistato in negozio

In una casseruola media di acqua bollente, cuocere il tempeh per 30 minuti. Scolare e mettere da parte a raffreddare.

Preriscalda il forno a 450 ° F. Forare le melanzane con una forchetta e infornare su una teglia leggermente unta d'olio fino a renderle morbide, circa 45 minuti.

Mentre le melanzane cuociono, cuocere i gusci della pasta in una pentola di acqua bollente salata, mescolando di tanto in tanto, fino al dente, circa 7 minuti. Scolateli e passateli sotto l'acqua fredda. Mettere da parte.

Togliere le melanzane dal forno, tagliarle a metà nel senso della lunghezza e scolare il liquido. Riduci la temperatura del forno a 350 ° F. Ungi leggermente una teglia da forno da 9 x 13 pollici. In un robot da cucina, lavorare l'aglio fino a quando non è finemente macinato. Aggiungere il tempeh e frullare fino a ottenere una macinatura grossolana. Raschiare la polpa di melanzane dal guscio e aggiungerla al robot da cucina con il tempeh e l'aglio. Aggiungere il pepe di Caienna, condire con sale e pepe a piacere e frullare per amalgamare. Se il ripieno è sciolto, aggiungere un po 'di pangrattato.

Stendere uno strato di salsa di pomodoro sul fondo della pirofila preparata. Farcire il ripieno nei gusci fino a quando non sarà ben imballato.

Disporre i gusci sopra la salsa e versare la salsa rimanente sopra e intorno ai gusci. Coprire con un foglio e cuocere fino a quando non è caldo, circa 30 minuti. Scoprite,

spolverizzate con il parmigiano e infornate per 10 minuti
in più. Servite subito.

19. Singapore Noodles con Tempeh

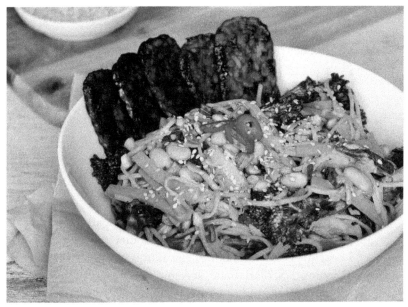

Per 4 porzioni

- 8 once di tempeh, tagliato a dadi da 1/2 pollice
- 8 once di vermicelli di riso
- 1 cucchiaio di olio di sesamo tostato
- 2 cucchiai di olio di canola o di semi d'uva
- 4 cucchiai di salsa di soia
- 1/3 tazza di burro di arachidi cremoso
- 1/2 tazza di latte di cocco non zuccherato
- 1/2 tazza d'acqua
- 1 cucchiaio di succo di limone fresco
- 1 cucchiaino di zucchero di canna chiaro
- 1/2 cucchiaino di pepe di Caienna macinato
- 1 peperone rosso medio, tritato

- 3 tazze di cavolo tritato
- 3 spicchi d'aglio
- 1 tazza di cipolle verdi tritate
- 2 cucchiaini di zenzero fresco grattugiato
- 1 tazza di piselli surgelati, scongelati
- sale
- ¼ tazza di arachidi tostate non salate tritate, per guarnire
- 2 cucchiai di coriandolo fresco tritato, per guarnire

In una casseruola media di acqua bollente, cuocere il tempeh per 30 minuti. Scolare e asciugare tamponando. Immergere i vermicelli di riso in una grande ciotola di acqua calda finché non si saranno ammorbiditi, circa 5 minuti. Scolare bene, sciacquare e trasferire in una ciotola capiente. Condire con l'olio di sesamo e mettere da parte.

In una padella capiente, scalda 1 cucchiaio di olio di canola a fuoco medio-alto. Aggiungere il tempeh cotto e cuocere fino a doratura su tutti i lati, aggiungendo 1 cucchiaio di salsa di soia per aggiungere colore e sapore. Togli il tempeh dalla padella e mettilo da parte.

In un frullatore o in un robot da cucina, unisci il burro di arachidi, il latte di cocco, l'acqua, il succo di limone, lo zucchero, il pepe di Caienna e i 3 cucchiai rimanenti di salsa di soia. Frullare fino a che liscio e mettere da parte.

In una padella grande, scalda il restante 1 cucchiaio di olio di canola a fuoco medio-alto. Aggiungere il peperone, il cavolo cappuccio, l'aglio, le cipolle verdi e lo zenzero e cuocere, mescolando di tanto in tanto fino a quando si ammorbidiscono, circa 10 minuti. Riduci il calore al minimo; incorporare i piselli, il tempeh rosolato e le tagliatelle ammorbidite. Mescolare la salsa, aggiustare di sale e cuocere a fuoco lento finché non è caldo.

Trasferire in una grande ciotola da portata, guarnire con arachidi tritate e coriandolo e servire.

20. Tempeh Bacon

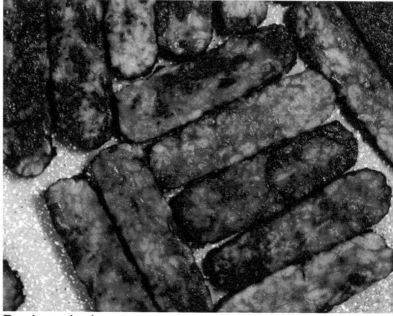

Per 4 porzioni

6 once di tempeh
2 cucchiai di olio di canola o di semi d'uva
2 cucchiai di salsa di soia
½ cucchiaino di fumo liquido

In una casseruola media di acqua bollente, cuocere il tempeh per 30 minuti. Mettere da parte per raffreddare, quindi asciugare tamponando e tagliarlo a strisce da 1/8 pollice.

In una padella capiente, scalda l'olio a fuoco medio. Aggiungere le fette di tempeh e friggere su entrambi i lati fino a doratura, circa 3 minuti per lato. Condire con la salsa di soia e il fumo liquido, facendo attenzione a non schizzare. Gira il tempeh per ricoprire. Servire caldo.

21. Spaghetti E T-Ball

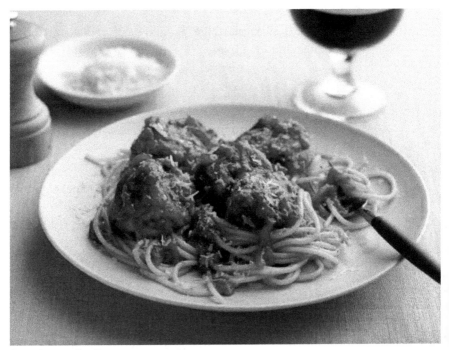

Per 4 porzioni

- 1 libbra di tempeh
- 2 o 3 spicchi d'aglio, tritati finemente
- 3 cucchiai di prezzemolo fresco tritato finemente
- 3 cucchiai di salsa di soia
- 1 cucchiaio di olio d'oliva, più altro per cucinare
- ¾ tazza di pangrattato fresco
- ⅓ tazza di farina di glutine di frumento (glutine di frumento vitale)
- 3 cucchiai di lievito alimentare
- ½ cucchiaino di origano essiccato
- ½ cucchiaino di sale

- ¼ cucchiaino di pepe nero appena macinato
- 1 libbra di spaghetti
- 3 tazze di salsa marinara, fatta in casa (vedi a sinistra) o acquistata in negozio

In una casseruola media di acqua bollente, cuocere il tempeh per 30 minuti. Scolateli bene e tagliateli a tocchetti.

Mettere il tempeh cotto in un robot da cucina, aggiungere l'aglio e il prezzemolo e frullare fino a macinarlo grossolanamente. Aggiungere la salsa di soia, l'olio d'oliva, il pangrattato, la farina di glutine, il lievito, l'origano, il sale e il pepe nero e frullare per unire, lasciando un po 'di consistenza. Raschiare la miscela di tempeh in una ciotola e usare le mani per impastare la miscela fino a quando non sarà ben amalgamata, da 1 a 2 minuti. Usa le mani per rotolare il composto in piccole palline, non più grandi di 1 pollice e mezzo di diametro. Ripeti con la restante miscela di tempeh.

In una padella grande leggermente unta d'olio, scalda un sottile strato di olio a fuoco medio. Aggiungere le T-ball, in lotti se necessario, e cuocere fino a doratura, spostandole nella padella secondo necessità per una doratura uniforme, da 15 a 20 minuti. In alternativa, puoi disporre le T-ball su una teglia unta d'olio e infornare a 350 ° F per 25-30 minuti, girandole una volta circa a metà cottura.

In una pentola capiente di acqua bollente salata, cuocere gli spaghetti a fuoco medio-alto, mescolando di tanto in tanto, al dente, per circa 10 minuti.

Mentre gli spaghetti cuociono, scaldare la salsa marinara in una casseruola media a fuoco medio fino a quando è calda.

Quando la pasta sarà cotta, scolatela bene e dividetela in 4 piatti piani o ciotole basse. Completa ogni porzione con alcune delle T-ball. Versare la salsa sulle T-Ball e sugli spaghetti e servire caldo. Unisci le polpette e la salsa rimanenti in una ciotola e servi.

22. Paglia E Fieno con Piselli

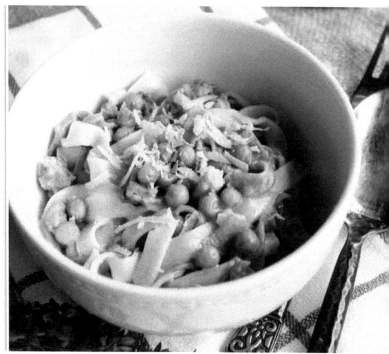

Per 4 porzioni

- ⅓ tazza più 1 cucchiaio di olio d'oliva
- 2 scalogni medi, tritati finemente
- ¼ tazza di pancetta tempeh tritata, fatta in casa (vediTempeh Bacon) o acquistato in negozio (opzionale)
- Sale e pepe nero appena macinato
- 8 once di linguine regolari o integrali
- 8 once di linguine agli spinaci
- Parmigiano vegano o Parmasio

In una padella capiente, scalda 1 cucchiaio di olio a fuoco medio. Aggiungere gli scalogni e cuocere finché sono teneri, circa 5 minuti. Aggiungere il tempeh bacon, se utilizzato, e cuocere fino a quando non sarà ben dorato. Mescolare i funghi e cuocere fino a quando non si saranno ammorbiditi, circa 5 minuti. Condite con sale e pepe a piacere. Incorporare i piselli e il restante 1/3 di tazza di olio. Coprite e tenete al caldo a fuoco bassissimo.

In una pentola capiente di acqua bollente salata, cuocere le linguine a fuoco medio-alto, mescolando di tanto in tanto, al dente, per circa 10 minuti. Scolateli bene e trasferiteli in una grande ciotola da portata.

Aggiungere la salsa, aggiustare di sale e pepe e spolverare con il parmigiano. Mescola delicatamente per amalgamare e servire immediatamente.

SEITAN

23. Seitan cotto a fuoco lento

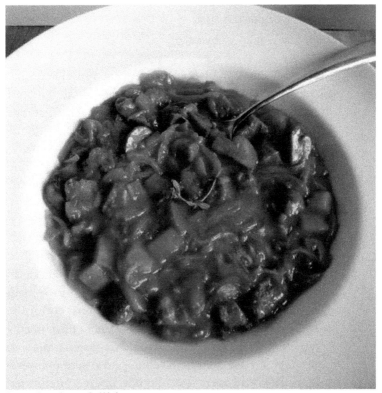

Rende circa 2 libbre

seitan

- 1 tazza di farina di glutine di frumento (glutine di frumento vitale)
- ½ cucchiaino di sale
- ½ cucchiaino di cipolla in polvere
- ¼ cucchiaino di paprika dolce
- 1 cucchiaio di olio d'oliva
- 2 cucchiai di salsa di soia
- 12/3 tazze di acqua fredda

Liquido bollente:

- 2 litri di acqua
- ½ tazza di salsa di soia
- 2 spicchi d'aglio, schiacciati

Prepara il seitan: in un robot da cucina, unisci la farina di glutine di frumento, il lievito alimentare, il sale, la cipolla in polvere e la paprika. Impulso per sfumare. Aggiungere l'olio, la salsa di soia e l'acqua e lavorare per un minuto fino a formare un impasto. Versare il composto su un piano di lavoro leggermente infarinato e impastare fino a ottenere un composto liscio ed elastico, circa 2 minuti.

Prepara il liquido bollente: in una grande casseruola, unisci l'acqua, la salsa di soia e l'aglio.

Dividere l'impasto di seitan in 4 pezzi uguali e metterlo nel liquido bollente. Portare a ebollizione a fuoco medio-alto, quindi ridurre la fiamma a medio-bassa, coprire e cuocere a fuoco lento, girando di tanto in tanto, per 1 ora. Spegnete il fuoco e lasciate raffreddare il seitan nel liquido. Una volta freddo, il seitan può essere utilizzato nelle ricette o refrigerato nel liquido in un contenitore ermeticamente chiuso per un massimo di una settimana o congelato per un massimo di 3 mesi.

24. Arrosto Di Seitan Al Forno Ripieno

Per 6 porzioni

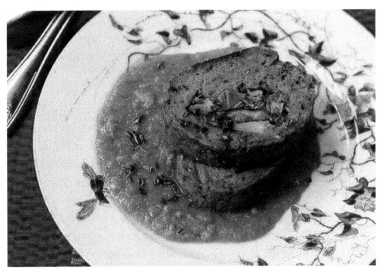

- 1 ricetta Seitan cotto a fuoco lento, crudo
- 1 cucchiaio di olio d'oliva
- 1 cipolla gialla piccola, tritata
- 1 costa di sedano, tritata
- ½ cucchiaino di timo essiccato
- ½ cucchiaino di salvia essiccata
- ½ tazza di acqua, o più se necessario
- Sale e pepe nero appena macinato
- 2 tazze di cubetti di pane fresco
- ¼ tazza di prezzemolo fresco tritato

Posizionare il seitan crudo su un piano di lavoro leggermente infarinato e stenderlo con le mani leggermente infarinate fino a quando non è piatto e spesso circa 1/2 pollice. Posizionare il seitan schiacciato tra due fogli di pellicola trasparente o carta da forno. Usa un mattarello per appiattirlo il più possibile (sarà elastico e resistente). Completare con una teglia appesantita con un litro d'acqua o prodotti in scatola e lasciar riposare mentre si prepara il ripieno.

In una padella capiente, scalda l'olio a fuoco medio. Aggiungere la cipolla e il sedano. Coprite e cuocete fino a renderle morbide, 10 minuti. Mescolare il timo, la salvia, l'acqua e il sale e il pepe a piacere. Togliere dal fuoco e mettere da parte. Metti il pane e il prezzemolo in una grande ciotola. Aggiungere il composto di cipolle e frullare bene, aggiungendo ancora un po 'd'acqua se il ripieno è troppo asciutto. Assaggiare, aggiustando i condimenti se necessario. se necessario. Mettere da parte.

Preriscalda il forno a 350 ° F. Ungere leggermente una teglia da forno da 9 x 13 pollici e metterla da parte. Stendete il seitan schiacciato con un mattarello fino a ottenere uno spessore di circa 1/4 di pollice. Distribuire il ripieno sulla superficie del seitan e arrotolarlo con cura e in modo uniforme. Posizionare l'arrosto con il lato della cucitura rivolto verso il basso nella teglia preparata. Strofinare un po 'd'olio sulla parte superiore e sui lati dell'arrosto e infornare, coperto per 45 minuti, quindi scoprire e cuocere fino a quando non sarà dorato e lucido, circa 15 minuti in più.

Sfornare e mettere da parte per 10 minuti prima di affettare. Usa un coltello seghettato per tagliarlo a fette da 1/2 pollice. Nota: per affettare più facilmente, prepara l'arrosto e lascialo raffreddare completamente prima di affettarlo. Affetta tutto o parte dell'arrosto e poi riscaldalo in forno, ben coperto, per 15-20 minuti, prima di servire.

25. Seitan Pot Roast

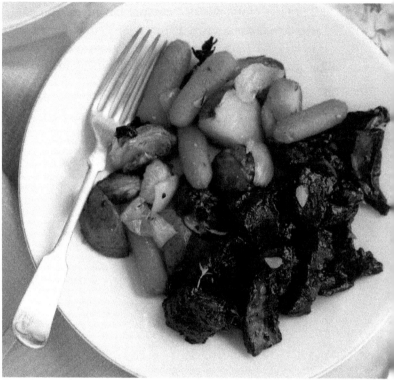

Per 4 porzioni

- 1 ricetta Seitan cotto a fuoco lento
- 2 cucchiai di olio d'oliva
- Da 3 a 4 scalogni medi, tagliati a metà nel senso della lunghezza
- 1 libbra di patate Yukon Gold, sbucciate e tagliate a pezzi da 2 pollici
- $1/2$ cucchiaino di santoreggia essiccata
- $1/4$ cucchiaino di salvia macinata
- Sale e pepe nero appena macinato
- Rafano, per servire

Segui le istruzioni per preparare il seitan cotto a fuoco lento, ma dividi l'impasto di seitan in 2 pezzi invece di 4 prima di cuocerlo a fuoco lento. Dopo che il seitan si sarà raffreddato nel suo brodo per 30 minuti, toglierlo dalla casseruola e metterlo da parte. Riservare il liquido di cottura, scartando eventuali solidi. Riserva 1 pezzo di seitan (circa 1 libbra) per un uso futuro mettendolo in una ciotola e coprendolo con un po 'del liquido di cottura riservato. Coprire e conservare in frigorifero fino al momento del bisogno. Se non si utilizza entro 3 giorni, raffreddare completamente il seitan, avvolgere strettamente e congelare.

In una grande casseruola, scalda 1 cucchiaio di olio a fuoco medio. Aggiungere lo scalogno e le carote. Coprite e cuocete per 5 minuti. Aggiungere le patate, il timo, il santoreggia, la salvia e aggiustare di sale e pepe. Aggiungere 1 tazza e mezzo di liquido di cottura riservato e portare a ebollizione. Abbassare la fiamma al minimo e cuocere, coperto, per 20 minuti.

Strofinare il seitan riservato con il restante 1 cucchiaio di olio e la paprika. Metti il seitan sopra le verdure sobbollite. Coprite e continuate la cottura fino a quando le verdure saranno tenere, circa 20 minuti in più. Tagliate il seitan a fettine sottili e disponetelo su un ampio piatto da portata circondato dalle verdure cotte. Servire subito, con il rafano a parte.

26. Quasi un piatto unico per la cena del Ringraziamento

Per 6 porzioni

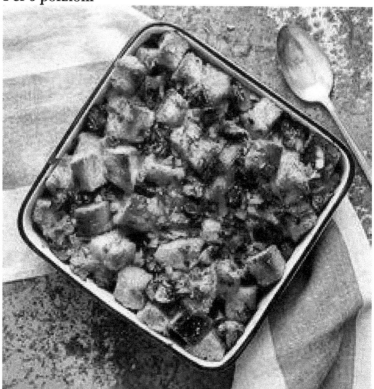

- 2 cucchiai di olio d'oliva
- 1 tazza di cipolla tritata finemente
- 2 coste di sedano, tritate finemente
- 2 tazze di funghi bianchi affettati
- $\frac{1}{2}$ cucchiaino di timo essiccato
- $\frac{1}{2}$ cucchiaino di santoreggia essiccata
- $\frac{1}{2}$ cucchiaino di salvia macinata
- Un pizzico di noce moscata in polvere
- Sale e pepe nero appena macinato

- 2 tazze di cubetti di pane fresco
- 21/2 tazze di brodo vegetale, fatto in casa (vediBrodo Vegetale Leggero) o acquistato in negozio
- 1/3 tazza di mirtilli rossi secchi zuccherati
- 8 once di tofu extra-sodo, scolato e tagliato a fette da 1/4 di pollice
- 8 once di seitan, fatto in casa o acquistato in negozio, affettato sottilmente
- 21/2 tazzePurè di patate di base
- 1 foglio di pasta sfoglia surgelata, scongelata

Preriscalda il forno a 400 ° F. Ungere leggermente una pirofila quadrata da 10 pollici. In una padella capiente, scalda l'olio a fuoco medio. Aggiungere la cipolla e il sedano. Copri e cuoci finché non si ammorbidisce, circa 5 minuti. Mescolare i funghi, il timo, il santoreggia, la salvia, la noce moscata e aggiustare di sale e pepe. Cuocere, scoperto, finché i funghi non saranno teneri, circa 3 minuti in più. Mettere da parte.

In una ciotola capiente, unire i cubetti di pane con la quantità di brodo necessaria per inumidire (circa

11/2 tazze). Aggiungere la miscela di verdure cotte, le noci e i mirtilli rossi. Mescolate per amalgamare bene e mettete da parte.

Nella stessa padella, portare a ebollizione la rimanente tazza di brodo, abbassare la fiamma a media, aggiungere il tofu e cuocere a fuoco lento, scoperto, fino a quando il brodo non sarà assorbito, circa 10 minuti. Mettere da parte.

Distribuire metà del ripieno preparato sul fondo della teglia preparata, seguito da metà del seitan, metà del tofu e metà della salsa marrone. Ripeti la stratificazione con il restante ripieno, seitan, tofu e salsa.

27. Seitan Milanese con Panko e Limone

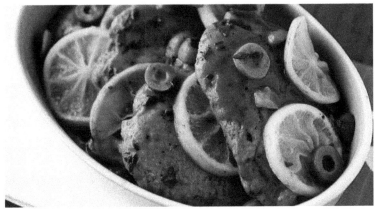

Per 4 porzioni

- 2 tazze di panko
- 1/4 tazza di prezzemolo fresco tritato
- 1/2 cucchiaino di sale
- 1/4 cucchiaino di pepe nero appena macinato
- Seitan da 1 libbra, fatto in casa o acquistato in negozio, tagliato a fette da 1/4 di pollice
- 2 cucchiai di olio d'oliva
- 1 limone, tagliato a spicchi

Preriscalda il forno a 250 ° F. In una grande ciotola, unisci il panko, il prezzemolo, il sale e il pepe. Inumidite il seitan con un po 'd'acqua e passatelo nella miscela di panko.

In una padella capiente, scalda l'olio a fuoco medio-alto. Aggiungere il seitan e cuocere, girando una volta, fino a doratura, lavorando in lotti, se necessario. Trasferite il seitan cotto su una teglia e tenetelo al caldo in forno mentre cuocete il resto. Servite subito, con spicchi di limone.

28. Seitan in crosta di sesamo

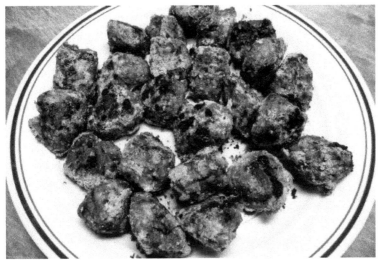

Per 4 porzioni

- ⅓ tazza di semi di sesamo
- ⅓ tazza di farina per tutti gli usi
- ½ cucchiaino di sale
- ¼ cucchiaino di pepe nero appena macinato
- ½ tazza di latte di soia non zuccherato
- Seitan da 1 libbra, seitan fatto in casa o acquistato in negozio, tagliato a fette da 1/4 di pollice
- 2 cucchiai di olio d'oliva

Mettere i semi di sesamo in una padella asciutta a fuoco medio e tostarli fino a dorarli, mescolando continuamente, 3-4 minuti. Mettere da parte a raffreddare, quindi macinarli in un robot da cucina o in un tritatutto.

Metti i semi di sesamo macinati in una ciotola poco profonda e aggiungi la farina, il sale e il pepe e mescola bene. Metti il latte di soia in una ciotola poco profonda. Immergi il seitan nel latte di soia, quindi trascinalo nella miscela di sesamo.

In una padella capiente, scalda l'olio a fuoco medio. Aggiungere il seitan, in quantità se necessario, e cuocere fino a quando non diventa croccante e dorato su entrambi i lati, circa 10 minuti. Servite subito.

29. Seitan con carciofi e olive

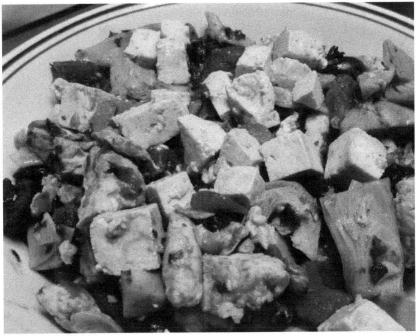

Per 4 porzioni

- 2 cucchiai di olio d'oliva
- 1 libbra di seitan, fatto in casa o acquistato in negozio, tagliato a fette da 1/4 di pollice
- 2 spicchi d'aglio, tritati
- 1 (14,5 once) lattina di pomodori a cubetti, scolati
- 1/2 tazza di cuori di carciofi in scatola o congelati (cotti), tagliati a fette da 1/4 di pollice
- 1 cucchiaio di capperi
- 2 cucchiai di prezzemolo fresco tritato
- Sale e pepe nero appena macinato
- 1 tazza Tofu Feta (opzionale)

Preriscalda il forno a 250 ° F. In una padella capiente, scalda 1 cucchiaio di olio a fuoco medio-alto. Aggiungere il seitan e rosolare su entrambi i lati, circa 5 minuti. Trasferisci il seitan su un piatto resistente al calore e tienilo al caldo in forno.

Nella stessa padella, scaldare il restante 1 cucchiaio di olio a fuoco medio. Aggiungere l'aglio e cuocere fino a renderlo fragrante, circa 30 secondi. Aggiungere i pomodori, i cuori di carciofi, le olive, i capperi e il prezzemolo. Condire con sale e pepe a piacere e cuocere fino a quando caldo, circa 5 minuti. Mettere da parte.

Posizionare il seitan su un piatto da portata, guarnire con la miscela di verdure e cospargere con la feta di tofu, se si utilizza. Servite subito.

30. Seitan Con Salsa Ancho-Chipotle

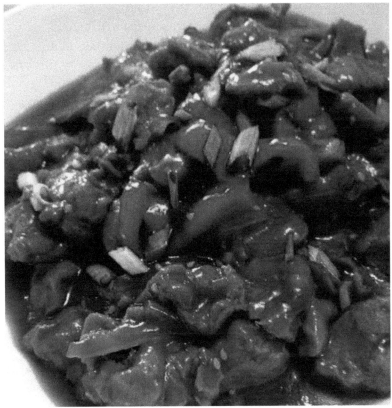

Per 4 porzioni

- 2 cucchiai di olio d'oliva
- 1 cipolla media, tritata
- 2 carote medie, tritate
- 2 spicchi d'aglio, tritati
- 1 (28 once) può pomodori arrostiti al fuoco schiacciati
- ½ tazza di brodo vegetale, fatto in casa (vediBrodo Vegetale Leggero) o acquistato in negozio
- 2 peperoncini ancho secchi
- 1 peperoncino chipotle essiccato

- $\frac{1}{2}$ tazza di farina di mais gialla
- $\frac{1}{2}$ cucchiaino di sale
- $\frac{1}{4}$ cucchiaino di pepe nero appena macinato
- 1 libbra di seitan, fatto in casa o acquistato in negozio, tagliato a fette da 1/4 di pollice

In una grande casseruola, scalda 1 cucchiaio di olio a fuoco medio. Aggiungere la cipolla e le carote, coprire e cuocere per 7 minuti. Aggiungere l'aglio e cuocere 1 minuto. Incorporare i pomodori, il brodo e i peperoncini ancho e chipotle. Cuocere a fuoco lento, scoperto, per 45 minuti, quindi versare la salsa in un frullatore e frullare fino a che liscio. Tornare nella casseruola e tenere in caldo a fuoco molto basso.

In una ciotola poco profonda, unire la farina di mais con il sale e il pepe. Trascina il seitan nella miscela di farina di mais, ricoprendo uniformemente.

In una padella grande, scalda i 2 cucchiai rimanenti di olio a fuoco medio. Aggiungere il seitan e cuocere fino a doratura su entrambi i lati, per circa 8 minuti in totale. Servire subito con la salsa al peperoncino.

31. Seitan Piccata

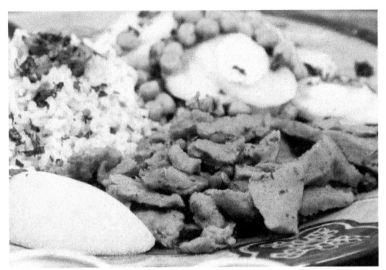

Per 4 porzioni

- 1 libbra di seitan, fatto in casa o acquistato in negozio, tagliato a fette da 1/4 di pollice Sale e pepe nero appena macinato
- 1/2 tazza di farina per tutti gli usi
- 2 cucchiai di olio d'oliva
- 1 scalogno medio, tritato
- 2 spicchi d'aglio, tritati
- 2 cucchiai di capperi
- 1/3 tazza di vino bianco
- 1/3 tazza di brodo vegetale, fatto in casa (vediBrodo Vegetale Leggero) o acquistato in negozio
- 2 cucchiai di succo di limone fresco
- 2 cucchiai di margarina vegana
- 2 cucchiai di prezzemolo fresco tritato

Preriscalda il forno a 275 ° F. Condire il seitan con sale e pepe a piacere e infarinare.

In una padella capiente, scalda 2 cucchiai di olio a fuoco medio. Aggiungere il seitan dragato e cuocere fino a quando non sarà leggermente dorato su entrambi i lati, circa 10 minuti. Trasferisci il seitan su un piatto resistente al calore e tienilo al caldo in forno.

Nella stessa padella, scalda il restante 1 cucchiaio di olio a fuoco medio. Aggiungere lo scalogno e l'aglio, cuocere per 2 minuti, quindi incorporare i capperi, il vino e il brodo. Cuocere a fuoco lento per un minuto o due per ridurre leggermente, quindi aggiungere il succo di limone, la margarina e il prezzemolo, mescolando fino a quando la margarina si è amalgamata alla salsa. Versare la salsa sul seitan rosolato e servire subito.

32. Seitan a tre semi

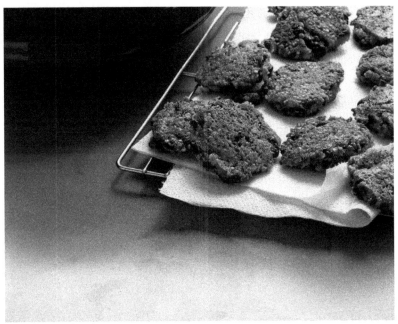

Per 4 porzioni

- ¼ tazza di semi di girasole sgusciati non salati
- ¼ tazza di semi di zucca sgusciati non salati (pepitas)
- ¼ tazza di semi di sesamo
- ¾ tazza di farina per tutti gli usi
- 1 cucchiaino di coriandolo macinato
- 1 cucchiaino di paprika affumicata
- ½ cucchiaino di sale
- ¼ cucchiaino di pepe nero appena macinato
- Seitan da 1 libbra, fatto in casa o acquistato in negozio, tagliato a pezzetti
- 2 cucchiai di olio d'oliva

In un robot da cucina, unire i semi di girasole, i semi di zucca e i semi di sesamo e macinare fino a ottenere una polvere. Trasferisci in una ciotola poco profonda, aggiungi la farina, il coriandolo, la paprika, il sale e il pepe e mescola per amalgamare.

Inumidisci i pezzi di seitan con acqua, quindi trascina nella miscela di semi per ricoprirli completamente.

In una padella capiente, scalda l'olio a fuoco medio. Aggiungere il seitan e cuocere fino a quando sarà leggermente dorato e croccante su entrambi i lati. Servite subito.

33. Fajitas senza confini

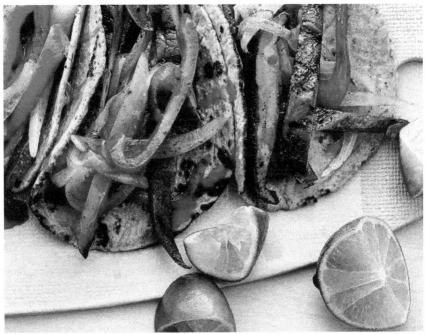

Per 4 porzioni

- 1 cucchiaio di olio d'oliva
- 1 cipolla rossa piccola, tritata
- 10 once di seitan, fatto in casa o acquistato in negozio, tagliato a strisce da 1/2 pollice
- 1/4 tazza di peperoncini verdi tritati caldi o delicati
- Sale e pepe nero appena macinato
- (10 pollici) tortillas di farina morbida
- 2 tazze di salsa di pomodoro, fatta in casa (vedi Salsa Di Pomodoro Fresco) o acquistato in negozio

In una padella capiente, scalda l'olio a fuoco medio. Aggiungere la cipolla, coprire e cuocere finché non si sarà ammorbidita, circa 7 minuti. Aggiungere il seitan e cuocere, scoperto, per 5 minuti.

Aggiungere le patate dolci, i peperoncini, l'origano, sale e pepe a piacere, mescolando per amalgamare bene. Continuare a cuocere fino a quando il composto è caldo e i sapori sono ben amalgamati, mescolando di tanto in tanto, per circa 7 minuti.

Riscaldare le tortillas in una padella asciutta. Metti ogni tortilla in una ciotola poco profonda. Versare il composto di seitan e patate dolci nelle tortillas, quindi guarnire ciascuna con circa 1/3 di tazza di salsa. Cospargere ogni ciotola con 1 cucchiaio di olive, se usate. Servire immediatamente, con l'eventuale salsa rimasta servita a parte.

34. Seitan con salsa di mela verde

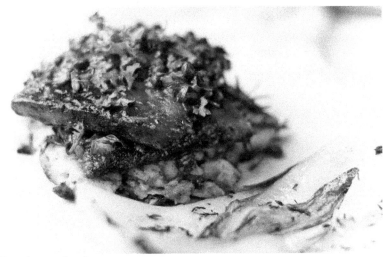

Per 4 porzioni

- 2 mele Granny Smith, tritate grossolanamente
- ½ tazza di cipolla rossa tritata finemente
- ½ peperoncino jalapeño, privato dei semi e tritato
- 1 cucchiaino e mezzo di zenzero fresco grattugiato
- 2 cucchiai di succo di lime fresco
- 2 cucchiaini di nettare d'agave
- Sale e pepe nero appena macinato
- 2 cucchiai di olio d'oliva
- 1 libbra di seitan, fatto in casa o acquistato in negozio, tagliato a fette da 1/2 pollice

In una ciotola media, unire le mele, la cipolla, il peperoncino, lo zenzero, il succo di lime, il nettare di agave e sale e pepe a piacere. Mettere da parte.

Scalda l'olio in una padella a fuoco medio. Aggiungere il seitan e cuocere fino a doratura su entrambi i lati, girando una volta, circa 4 minuti per lato. Condite con sale e pepe a piacere. Aggiungere il succo di mela e cuocere per un minuto finché non si sarà ridotto. Servire subito con la salsa di mele.

35. Seitan e broccoli-shiitake saltati in padella

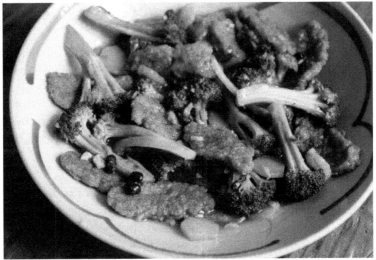

Per 4 porzioni

- 2 cucchiai di olio di canola o di vinaccioli
- 10 once di seitan, fatto in casa o acquistato in negozio, tagliato a fette da 1/4 di pollice
- 3 spicchi d'aglio, tritati
- 2 cucchiaini di zenzero fresco grattugiato
- cipolle verdi, tritate
- 1 mazzetto medio di broccoli, tagliati a cimette da 1 pollice
- 3 cucchiai di salsa di soia
- 2 cucchiai di sherry secco
- 1 cucchiaino di olio di sesamo tostato
- 1 cucchiaio di semi di sesamo tostati

In una padella capiente, scalda 1 cucchiaio di olio a fuoco medio-alto. Aggiungere il seitan e cuocere, mescolando di tanto in tanto fino a doratura leggermente, circa 3 minuti. Trasferisci il seitan in una ciotola e metti da parte.

Nella stessa padella, scalda il restante cucchiaio di olio a fuoco medio-alto. Aggiungere i funghi e cuocere, mescolando spesso, fino a doratura, per circa 3 minuti. Incorporare l'aglio, lo zenzero e le cipolle verdi e cuocere per 30 secondi in più. Aggiungere il composto di funghi al seitan cotto e mettere da parte.

Aggiungere i broccoli e l'acqua nella stessa padella. Coprite e cuocete finché i broccoli non iniziano a diventare di un verde brillante, circa 3 minuti. Scoprire e cuocere, mescolando spesso, fino a quando il liquido evapora e i broccoli sono croccanti e teneri, circa 3 minuti in più.

Rimetti la miscela di seitan e funghi nella padella. Aggiungere la salsa di soia e lo sherry e saltare in padella fino a quando il seitan e le verdure saranno ben caldi, circa 3 minuti. Cospargere con olio di sesamo e semi di sesamo e servire subito.

36. Spiedini di Seitan con Pesche

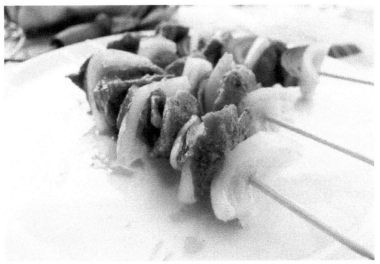

Per 4 porzioni

- $^1/3$ tazza di aceto balsamico
- 2 cucchiai di vino rosso secco
- 2 cucchiai di zucchero di canna chiaro
- $^1/4$ tazza di basilico fresco tritato
- $^1/4$ tazza di maggiorana fresca tritata
- 2 cucchiai di aglio tritato
- 2 cucchiai di olio d'oliva
- Seitan da 1 libbra, fatto in casa o acquistato in negozio, tagliato a pezzi da 1 pollice
- scalogni, tagliati a metà nel senso della lunghezza e sbollentati
- Sale e pepe nero appena macinato
- 2 pesche mature, snocciolate e tagliate a pezzi da 1 pollice

CUnisci l'aceto, il vino e lo zucchero in un pentolino e porta a ebollizione. Ridurre il fuoco a medio e cuocere a fuoco lento, mescolando, fino a quando non si sarà ridotto della metà, circa 15 minuti. Togli dal fuoco.

In una grande ciotola, unire il basilico, la maggiorana, l'aglio e l'olio d'oliva. Aggiungere il seitan, lo scalogno e le pesche e mescolare bene. Condite con sale e pepe a piacere

Preriscaldare la griglia. * Infilare il seitan, lo scalogno e le pesche sugli spiedini e spennellare con la miscela balsamica.

Mettere gli spiedini sulla griglia e cuocere fino a quando il seitan e le pesche saranno grigliate, circa 3 minuti per lato. Spennellate con il restante composto balsamico e servite subito.

*Invece di grigliare, puoi mettere questi spiedini sotto la griglia. Grigliare 4-5 pollici dal fuoco fino a quando è caldo e leggermente dorato sui bordi, circa 10 minuti, girando una volta a metà.

37. Seitan alla griglia e spiedini di verdure

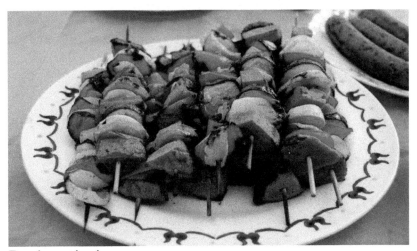

Per 4 porzioni

- ⅓ tazza di aceto balsamico
- 2 cucchiai di olio d'oliva
- 1 cucchiaio di origano fresco tritato o 1 cucchiaino essiccato
- 2 spicchi d'aglio, tritati
- ½ cucchiaino di sale
- ¼ cucchiaino di pepe nero appena macinato
- 1 libbra di seitan, fatto in casa o acquistato in negozio, tagliato a cubetti da 1 pollice
- 7 once piccoli funghi bianchi, leggermente sciacquati e asciugati
- 2 zucchine piccole, tagliate a pezzi da 1 pollice
- 1 peperone giallo medio, tagliato in quadrati da 1 pollice
- pomodorini maturi

In una ciotola media, unisci l'aceto, l'olio, l'origano, il timo, l'aglio, il sale e il pepe nero. Aggiungere il seitan, i funghi, le zucchine, il peperone e i pomodori, girando per ricoprire. Lasciate marinare a temperatura ambiente per 30 minuti girando di tanto in tanto. Scolare il seitan e le verdure, riservando la marinata.

Preriscaldare la griglia. * Infilare seitan, funghi e pomodori sugli spiedini.

Posizionare gli spiedini sulla griglia calda e cuocere, girando gli spiedini una volta a metà cottura, per circa 10 minuti in totale. Condire con una piccola quantità della marinata riservata e servire immediatamente.

*Invece di grigliare, puoi mettere questi spiedini sotto la griglia. Grigliare 4-5 pollici dal fuoco fino a quando è caldo e leggermente dorato sui bordi, circa 10 minuti, girando una volta a metà cottura alla griglia.

38. Seitan En Croute

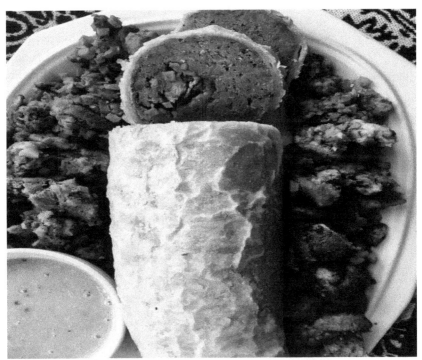

Per 4 porzioni

- 1 cucchiaio di olio d'oliva
- 2 scalogni medi, tritati
- once di funghi bianchi, tritati
- ¼ tazza di Madeira
- 1 cucchiaio di prezzemolo fresco tritato
- ½ cucchiaino di timo essiccato
- ½ cucchiaino di santoreggia essiccata
- 2 tazze di cubetti di pane secco tritati finemente
- Sale e pepe nero appena macinato
- 1 sfoglia surgelata, scongelata
- (1/4 di pollice di spessore) fette di seitan di circa 3 x 4 pollici ovali o rettangoli, asciugati tamponando

In una padella capiente, scalda l'olio a fuoco medio. Aggiungere gli scalogni e cuocere fino a quando non si saranno ammorbiditi, circa 3 minuti. Aggiungere i funghi e cuocere, mescolando di tanto in tanto, finché i funghi non si saranno ammorbiditi, circa 5 minuti. Aggiungere la Madiera, il prezzemolo, il timo e il santoreggia e cuocere fino a quando il liquido non sarà quasi evaporato. Incorporare i cubetti di pane e condire con sale e pepe a piacere. Mettere da parte a raffreddare.

Adagiare la sfoglia su un grande foglio di pellicola di plastica su una superficie di lavoro piana. Coprire con un altro pezzo di pellicola trasparente e utilizzare un mattarello per stendere leggermente la pasta per lisciare. Tagliate la pasta in quarti. Mettere 1 fetta di seitan al centro di ogni sfoglia. Dividete tra loro il ripieno, stendendolo a coprire il seitan. Coprite ciascuna con le rimanenti fette di seitan. Ripiegare la sfoglia per racchiudere il ripieno, aggraffando i bordi con le dita per sigillare. Posizionare le confezioni di pasta frolla, con la cucitura rivolta verso il basso, su una teglia grande non unta e conservare in frigorifero per 30 minuti. Preriscalda il forno a 400 ° F. Cuocere fino a quando la crosta è dorata, circa 20 minuti. Servite subito.

39. Torta di patate e seitan

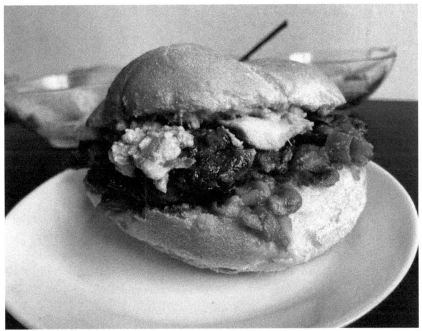

Per 6 porzioni

- 2 cucchiai di olio d'oliva
- 1 cipolla gialla media, tritata
- 4 tazze di spinaci baby freschi tritati o bietole con gambo
- 8 once di seitan, fatto in casa o acquistato in negozio, tritato finemente
- 1 cucchiaino di maggiorana fresca tritata
- ½ cucchiaino di semi di finocchio macinati
- ¹Da /4 a 1/2 cucchiaino di peperone rosso tritato
- Sale e pepe nero appena macinato
- 2 libbre di patate Yukon Gold, sbucciate e tagliate a fette da 1/4 di pollice
- ½ tazza di parmigiano vegano oParmasio

Preriscalda il forno a 400 ° F. Ungere leggermente una casseruola da 3 quarti o una teglia da forno da 9 x 13 pollici e mettere da parte.

In una padella capiente, scalda 1 cucchiaio di olio a fuoco medio. Aggiungere la cipolla, coprire e cuocere finché non si sarà ammorbidita, circa 7 minuti. Aggiungere gli spinaci e cuocere, scoperti, finché sono appassiti, per circa 3 minuti. Mescolare il seitan, la maggiorana, i semi di finocchio e il peperoncino tritato e cuocere fino a quando non sono ben amalgamati. Condite con sale e pepe a piacere. Mettere da parte.

Distribuire le fette di pomodoro sul fondo della teglia preparata. Coprire con uno strato di fette di patate leggermente sovrapposte. Spennellare lo strato di patate con un cucchiaio di olio rimanente e condire con sale e pepe a piacere. Distribuire circa metà del composto di seitan e spinaci sulle patate. Completare con un altro strato di patate, seguito dal rimanente composto di seitan e spinaci. Coprite con un ultimo strato di patate, irrorate con l'olio rimanente e aggiustate di sale e pepe. Cospargere con il parmigiano. Copri e inforna finché le patate non sono tenere, da 45 minuti a 1 ora. Scopri e continua a cuocere per dorare la parte superiore, da 10 a 15 minuti. Servite subito.

40. Torta rustica del cottage

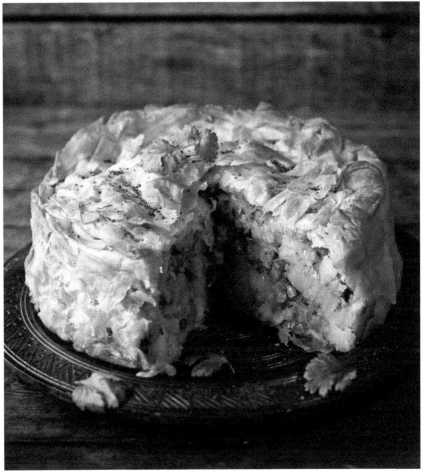

Per 4-6 porzioni

- Patate Yukon Gold, sbucciate e tagliate a dadi da 1 pollice
- 2 cucchiai di margarina vegana
- ¼ tazza di latte di soia non zuccherato
- Sale e pepe nero appena macinato
- 1 cucchiaio di olio d'oliva
- 1 cipolla gialla media, tritata finemente

- 1 carota media, tritata finemente
- 1 costa di sedano, tritata finemente
- once di seitan, fatto in casa o acquistato in negozio, tritato finemente
- 1 tazza di piselli surgelati
- 1 tazza di chicchi di mais congelati
- 1 cucchiaino di santoreggia essiccata
- $\frac{1}{2}$ cucchiaino di timo essiccato

In una casseruola di acqua bollente salata, cuocere le patate finché sono teneri, da 15 a 20 minuti. Scolare bene e rimettere nella pentola. Aggiungere la margarina, il latte di soia e sale e pepe a piacere. Schiacciatele grossolanamente con uno schiacciapatate e mettete da parte. Preriscalda il forno a 350 ° F.

In una padella capiente, scalda l'olio a fuoco medio. Aggiungere la cipolla, la carota e il sedano. Coprire e cuocere finché sono teneri, circa 10 minuti. Trasferisci le verdure in una teglia da 9 x 13 pollici. Incorporare il seitan, la salsa di funghi, i piselli, il mais, la santoreggia e il timo. Condire con sale e pepe a piacere e distribuire uniformemente il composto nella teglia.

Coprite con le purè di patate, distribuendole sui bordi della teglia. Cuocere fino a quando le patate saranno dorate e il ripieno spumeggiante, circa 45 minuti. Servite subito.

41. Seitan con spinaci e pomodori

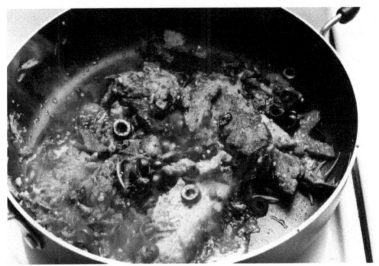

Per 4 porzioni

- 2 cucchiai di olio d'oliva
- 1 libbra di seitan, fatto in casa o acquistato in negozio, tagliato a strisce da 1/4 di pollice
- Sale e pepe nero appena macinato
- 3 spicchi d'aglio, tritati
- 4 tazze di spinaci baby freschi
- pomodori secchi sott'olio, tagliati a listarelle da 1/4 pollice
- 1 1/2 tazza di olive Kalamata snocciolate, tagliate a metà
- 1 cucchiaio di capperi
- 1/4 cucchiaino di peperone rosso tritato

In una padella capiente, scalda l'olio a fuoco medio.
Aggiungere il seitan, condire con sale e pepe nero a
piacere e cuocere fino a doratura, circa 5 minuti per lato.

Aggiungere l'aglio e cuocere per 1 minuto per ammorbidire. Aggiungere gli spinaci e cuocere finché non saranno appassiti, circa 3 minuti. Incorporare i pomodori, le olive, i capperi e il peperoncino tritato. Condire con sale e pepe nero a piacere. Cuocere, mescolando, finché i sapori non si saranno amalgamati, circa 5 minuti

Servite subito.

42. Seitan e patate smerlate

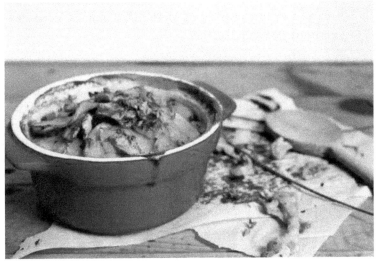

Per 4 porzioni

- 2 cucchiai di olio d'oliva
- 1 cipolla gialla piccola, tritata
- $\frac{1}{4}$ tazza di peperone verde tritato
- patate Yukon Gold grandi, sbucciate e tagliate a fette da 1/4 di pollice
- $\frac{1}{2}$ cucchiaino di sale
- $\frac{1}{4}$ cucchiaino di pepe nero appena macinato
- 10 once di seitan, fatto in casa o acquistato in negozio, tritato
- $\frac{1}{2}$ tazza di latte di soia non zuccherato
- 1 cucchiaio di margarina vegana
- 2 cucchiai di prezzemolo fresco tritato, per guarnire

Preriscalda il forno a 350 ° F. Ungere leggermente una teglia quadrata da 10 pollici e mettere da parte.

In una padella, scalda l'olio a fuoco medio. Aggiungere la cipolla e il peperone e cuocere finché sono teneri, circa 7 minuti. Mettere da parte.

Nella teglia preparata, mettere a strati metà delle patate e cospargere di sale e pepe nero a piacere. Cospargere il composto di cipolla e peperone e il seitan tritato sopra le patate. Completare con le restanti fette di patate e condire con sale e pepe nero a piacere.

In una ciotola media, unire la salsa marrone e il latte di soia fino a ottenere un composto omogeneo. Versare sopra le patate. Cospargere lo strato superiore con la margarina e coprire bene con un foglio. Cuocere per 1 ora. Rimuovere la pellicola e cuocere per altri 20 minuti o fino a quando la parte superiore non sarà dorata. Servite subito spolverando con il prezzemolo.

43. Noodle coreani saltati in padella

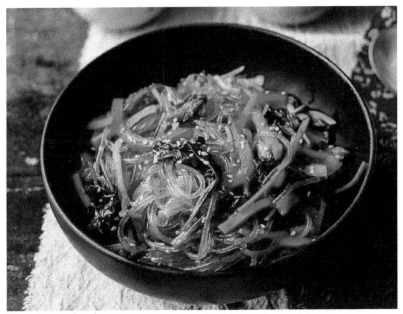

Per 4 porzioni

- 8 once dang myun o noodles con filo di fagioli
- 2 cucchiai di olio di sesamo tostato
- 1 cucchiaio di zucchero
- 1/4 cucchiaino di sale
- 1/4 cucchiaino di pepe di Caienna macinato
- 2 cucchiai di olio di canola o di vinaccioli
- 8 once di seitan, fatto in casa o acquistato in negozio, tagliato a strisce da 1/4 di pollice
- 1 cipolla media, tagliata a metà nel senso della lunghezza e affettata sottilmente
- 1 carota media, tagliata a fiammiferi sottili
- 6 once di funghi shiitake freschi, con gambo e affettati sottilmente
- 3 tazze di bok choy o altro cavolo asiatico affettato finemente

- 3 cipolle verdi, tritate
- 3 spicchi d'aglio, tritati finemente
- 1 tazza di germogli di soia
- 2 cucchiai di semi di sesamo, per guarnire

Immergi le tagliatelle in acqua calda per 15 minuti. Scolare e sciacquare sotto l'acqua fredda. Mettere da parte.

In una piccola ciotola, unire la salsa di soia, l'olio di sesamo, lo zucchero, il sale e il pepe di Caienna e mettere da parte.

In una padella capiente, scalda 1 cucchiaio di olio a fuoco medio-alto. Aggiungere il seitan e saltare in padella fino a doratura, circa 2 minuti. Togliere dalla padella e mettere da parte.

Aggiungere il restante 1 cucchiaio di olio di canola nella stessa padella e scaldare a fuoco medio-alto. Aggiungere la cipolla e la carota e saltare in padella finché non si saranno ammorbidite, circa 3 minuti. Aggiungere i funghi, il cavolo cinese, le cipolle verdi e l'aglio e saltare in padella finché non si ammorbidiscono, circa 3 minuti.

Aggiungere i germogli di soia e saltare in padella per 30 secondi, quindi aggiungere le tagliatelle cotte, il seitan rosolato e la miscela di salsa di soia e mescolare per ricoprire. Continua a cuocere, mescolando di tanto in tanto, fino a quando gli ingredienti sono caldi e ben combinati, da 3 a 5 minuti. Trasferire in un grande piatto da portata, cospargere di semi di sesamo e servire immediatamente.

44. Peperoncino di fagioli rossi speziati

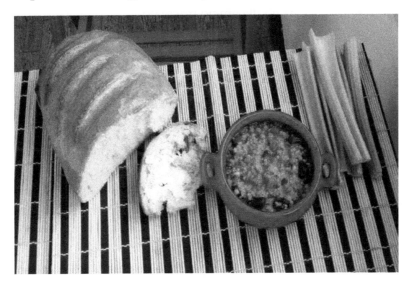

Per 4 porzioni

- 1 cucchiaio di olio d'oliva
- 1 cipolla media, tritata
- 10 once di seitan, fatto in casa o acquistato in negozio, tritato
- 3 tazze cotte o 2 lattine (15,5 once) di fagioli rossi scuri, scolati e sciacquati
- (14,5 once) possono pomodori schiacciati
- (14,5 once) possono pomodori a cubetti, scolati
- (4 once) possono peperoncini verdi dolci o piccanti tritati, scolati
- ½ tazza di salsa barbecue, fatta in casa o acquistata in negozio
- 1 tazza d'acqua
- 1 cucchiaio di salsa di soia

- 1 cucchiaio di peperoncino in polvere
- 1 cucchiaino di cumino macinato
- 1 cucchiaino di pimento macinato
- 1 cucchiaino di zucchero
- ½ cucchiaino di origano macinato
- ¼ cucchiaino di pepe di Caienna macinato
- ½ cucchiaino di sale
- ¼ cucchiaino di pepe nero appena macinato

In una pentola capiente, scalda l'olio a fuoco medio. Aggiungere la cipolla e il seitan. Coprite e cuocete, finché la cipolla non si sarà ammorbidita, circa 10 minuti.

Incorporare i fagioli, i pomodori schiacciati, i pomodori a cubetti e i peperoncini. Incorporare la salsa barbecue, l'acqua, la salsa di soia, il peperoncino in polvere, il cumino, il pimento, lo zucchero, l'origano, il pepe di Caienna, il sale e il pepe nero.

Portare a ebollizione, quindi ridurre la fiamma a una temperatura media e cuocere a fuoco lento, coperto, finché le verdure non saranno tenere, per circa 45 minuti. Scopri e lascia sobbollire per circa 10 minuti in più. Servite subito.

45. Stufato Medley d'Autunno

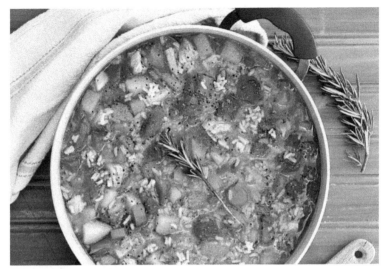

Per 4-6 porzioni

- 2 cucchiai di olio d'oliva
- 10 once di seitan, fatto in casa o acquistato in negozio, tagliato a cubetti da 1 pollice
- Sale e pepe nero appena macinato
- 1 cipolla gialla grande, tritata
- 2 spicchi d'aglio, tritati
- 1 patata rugginosa grande, sbucciata e tagliata a dadi da 1/2 pollice
- 1 pastinaca media, tagliata a dadi da 1/4 pollice tritati
- 1 zucca piccola, sbucciata, tagliata a metà, senza semi e tagliata a dadi da 1/2 pollice
- 1 cavolo verza a testa piccola, tritato
- 1 (14,5 once) lattina di pomodori a cubetti, scolati
- 11/2 tazze cotte o 1 (15,5 once) lattina di ceci, scolati e sciacquati

- 2 tazze di brodo vegetale, fatto in casa (vedi Brodo Vegetale Leggero) o acquistato in negozio o acqua
- ½ cucchiaino di maggiorana essiccata
- ½ cucchiaino di timo essiccato
- ½ tazza di pasta con capelli d'angelo sbriciolata

In una padella capiente, scalda 1 cucchiaio di olio a fuoco medio-alto. Aggiungere il seitan e cuocere fino a doratura su tutti i lati, circa 5 minuti. Condite con sale e pepe a piacere e mettete da parte.

In una grande casseruola, scaldare il restante 1 cucchiaio di olio a fuoco medio. Aggiungere la cipolla e l'aglio. Copri e cuoci finché non si ammorbidisce, circa 5 minuti. Aggiungere la patata, la carota, la pastinaca e la zucca. Coprite e cuocete finché non si saranno ammorbiditi, circa 10 minuti.

Mescolare il cavolo, i pomodori, i ceci, il brodo, il vino, la maggiorana, il timo e sale e pepe a piacere. Portare a ebollizione, quindi ridurre la fiamma al minimo. Coprite e cuocete, mescolando di tanto in tanto, finché le verdure non saranno tenere, circa 45 minuti. Aggiungere il seitan cotto e la pasta e cuocere a fuoco lento fino a quando la pasta è tenera e i sapori si sono amalgamati, circa 10 minuti in più. Servite subito.

46. Riso Italiano al Seitan

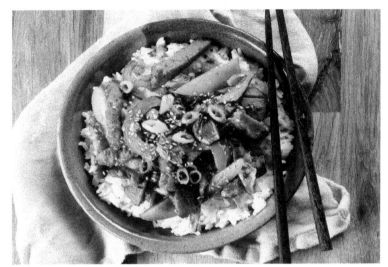

Per 4 porzioni

- 2 tazze d'acqua
- 1 tazza di riso integrale o bianco a grani lunghi
- 2 cucchiai di olio d'oliva
- 1 cipolla gialla media, tritata
- 2 spicchi d'aglio, tritati
- 10 once di seitan, fatto in casa o acquistato in negozio, tritato
- 4 once di funghi bianchi, tritati
- 1 cucchiaino di basilico essiccato
- ½ cucchiaino di semi di finocchio macinati
- ¼ cucchiaino di peperone rosso tritato
- Sale e pepe nero appena macinato

In una grande casseruola, portare l'acqua a ebollizione a fuoco vivace. Aggiungere il riso, abbassare la fiamma, coprire e cuocere finché sono teneri, circa 30 minuti.

In una padella capiente, scalda l'olio a fuoco medio. Aggiungere la cipolla, coprire e cuocere finché non si ammorbidisce, circa 5 minuti. Aggiungere il seitan e cuocere senza coperchio fino a doratura. Mescolare i funghi e cuocere finché sono teneri, circa 5 minuti in più. Aggiungere il basilico, il finocchio, il peperoncino tritato e il sale e il pepe nero a piacere.

Trasferisci il riso cotto in una grande ciotola da portata. Incorporare la miscela di seitan e mescolare accuratamente. Aggiungere una generosa quantità di pepe nero e servire subito.

47. Hash a due patate

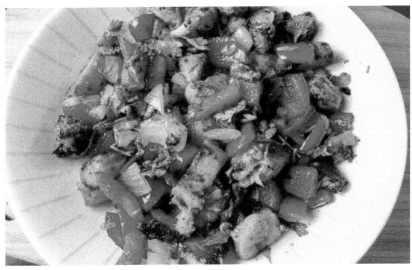

Per 4 porzioni

- 2 cucchiai di olio d'oliva
- 1 cipolla rossa media, tritata
- 1 peperone rosso o giallo medio, tritato
- 1 patata rugginosa media cotta, sbucciata e tagliata a dadi da 1/2 pollice
- 1 patata dolce media cotta, sbucciata e tagliata a dadi da 1/2 pollice
- 2 tazze di seitan tritato, fatto in casa
- Sale e pepe nero appena macinato

48. In una padella larga, scaldare l'olio a fuoco medio. Aggiungere la cipolla e il peperone. Copri e cuoci finché non si ammorbidisce, circa 7 minuti.

49. Aggiungere la patata bianca, la patata dolce e il seitan e condire con sale e pepe a piacere.

Cuocere, scoperto, finché non sarà leggermente dorato, mescolando spesso, per circa 10 minuti. Servire caldo.

48. Enchiladas di Seitan alla panna acida

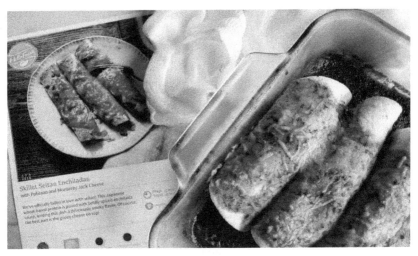

PER 8 PERSONE

INGREDIENTI

seitan

- 1 tazza di farina di glutine di frumento vitale
- 1/4 tazza di farina di ceci
- 1/4 tazza di lievito alimentare
- 1 cucchiaino di cipolla in polvere
- 1/2 cucchiaino di aglio in polvere
- 1 1/2 cucchiaino di brodo vegetale in polvere
- 1/2 tazza d'acqua
- 2 cucchiai di succo di limone appena spremuto
- 2 cucchiai di salsa di soia
- 2 tazze di brodo vegetale

Salsa di panna acida

- 2 cucchiai di margarina vegana
- 2 cucchiai di farina
- 1 tazza e mezzo di brodo vegetale
- 2 (8 oz) cartoni di panna acida vegana
- 1 tazza di salsa verde (salsa tomatillo)
- 1/2 cucchiaino di sale
- 1/2 cucchiaino di pepe bianco macinato
- Coriandolo tritato da 1/4 di tazza

Enchiladas

- 2 cucchiai di olio d'oliva
- 1/2 cipolla media, tagliata a dadini
- 2 spicchi d'aglio, tritati
- 2 peperoncini serrano, tritati (vedi suggerimento)
- 1/4 tazza di concentrato di pomodoro
- 1/4 di tazza d'acqua
- 1 cucchiaio di cumino
- 2 cucchiai di peperoncino in polvere
- 1 cucchiaino di sale
- 15-20 tortillas di mais
- 1 confezione (8 oz) di Shreds stile Cheddar Daiya
- 1/2 tazza di coriandolo tritato

METODO

a) Prepara il seitan. Preriscaldare il forno a 325 gradi Fahrenheit. Ungere leggermente una pirofila con coperchio con uno spray antiaderente. Unire le farine, il lievito alimentare, le spezie e il brodo vegetale in polvere in una grande ciotola. Mescolare l'acqua, il succo di limone e la salsa di soia in una piccola ciotola. Aggiungere gli ingredienti umidi a quelli secchi e mescolare fino a formare un impasto. Regola la quantità di acqua o glutine secondo necessità (vedi suggerimento). Lavorare l'impasto per 5 minuti, quindi formare una pagnotta. Mettere il seitan nella casseruola e coprire con 2 tazze di brodo vegetale. Coprite e cuocete per 40 minuti. Capovolgere la pagnotta, quindi coprire e cuocere per altri 40 minuti. Rimuovere il seitan dal piatto e lasciarlo riposare finché non si raffredda abbastanza da poter essere maneggiato.

b) Infila una forchetta nella parte superiore della pagnotta di seitan e tienila in posizione con una mano. Usa una seconda forchetta per sminuzzare la pagnotta in piccoli pezzi e sbriciolala.

c) Prepara la salsa di panna acida. Sciogliere la margarina in una pentola capiente a fuoco medio. Incorporare la farina con una frusta a filo e cuocere per 1 minuto. Versare lentamente il brodo vegetale mescolando costantemente fino a che liscio. Cuocere per 5 minuti, continuando a sbattere, finché la salsa non si sarà addensata. Incorporare la panna acida e la salsa verde, quindi incorporare i restanti ingredienti per la salsa. Non lasciare bollire, ma cuocere fino a quando non si sarà riscaldato. Togliere dal fuoco e mettere da parte.

d) Prepara le enchiladas. Scaldare l'olio d'oliva in una padella grande a fuoco medio. Aggiungere la cipolla e cuocere 5 minuti o finché non diventa traslucido. Aggiungere l'aglio e il peperoncino serrano e cuocere ancora 1 minuto. Mescolare il seitan sminuzzato, il concentrato di pomodoro, il cumino, il peperoncino in polvere e il sale. Cuocere 2 minuti, quindi togliere dal fuoco.

e) Preriscalda il forno a 350 gradi Fahrenheit. Riscaldare le tortillas su una padella o nel microonde e coprirle con un canovaccio da cucina. Distribuire 1 tazza di salsa di panna acida sul fondo di una pirofila da 5 quarti. Metti una scarsa 1/4 di tazza della miscela di seitan sminuzzata e 1 cucchiaio di Daiya su una tortilla. Arrotolare e posizionare nella teglia con la cucitura rivolta verso il basso. Ripeti con le restanti tortillas. Coprire le enchiladas con la restante salsa di panna acida, quindi cospargere con Daiya.

f) Cuocere le enchiladas per 25 minuti o fino a quando bolle e leggermente dorate. Lascia raffreddare per 10 minuti. Cospargere con 1/2 tazza di coriandolo tritato e servire.

49. Seitan ripieno vegano

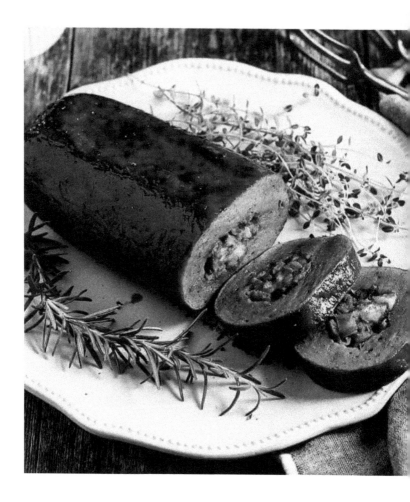

ingredienti

Per il seitan:

- 4 spicchi d'aglio grandi
- 350 ml di brodo vegetale freddo
- 2 cucchiai di olio di girasole
- 1 cucchiaino di Marmite opzionale

- 280 g di glutine di frumento vitale
- 3 cucchiai di lievito alimentare in fiocchi
- 2 cucchiaini di paprika dolce
- 2 cucchiaini di brodo vegetale in polvere
- 1 cucchiaino di aghi di rosmarino freschi
- ½ cucchiaino di pepe nero

Più:

- 500 g di cavolo rosso vegano e ripieno di funghi
- 300 g di purea di zucca piccante
- Metrico - US consuetudine

Istruzioni

a) Preriscalda il forno a 180 ° C (350 ° F / gas mark 4).

b) In una grande ciotola, mescola il glutine di frumento vitale, il lievito alimentare, il brodo in polvere, la paprika, il rosmarino e il pepe nero.

c) Usando un frullatore (da banco o ad immersione), sbatti insieme l'aglio, il brodo, l'olio e la marmite, quindi aggiungi agli ingredienti secchi.

d) Mescolare bene fino a quando tutto è incorporato, quindi impastare per cinque minuti. (nota 1)

e) Su un grande pezzo di carta da forno in silicone, stendi il seitan in una forma vagamente rettangolare, fino a ottenere uno spessore di circa 1,5 cm.

f) Spalmare abbondantemente con la purea di zucca, quindi aggiungere uno strato di ripieno di verza e funghi.

g) Usando la carta da forno e partendo da una delle estremità corte, arrotolare con cura il seitan a forma di tronco. Cerca di non allungare il seitan mentre lo fai. Premere le estremità del seitan insieme per sigillare.

h) Avvolgi strettamente il tronco in un foglio di alluminio. Se la pellicola è sottile, usa due o tre strati.

i) (Avvolgo il mio come un gigantesco caramello e torcere strettamente le estremità del foglio per evitare che si sleghi!)

j) Posizionare il seitan direttamente su una griglia al centro del forno, e cuocere per due ore, rigirandolo ogni 30 minuti, per assicurare una cottura e una doratura omogenea.

k) Una volta cotto, lasciate riposare l'arrosto di seitan ripieno per 20 minuti prima di affettarlo.

l) Servire con verdure arrosto tradizionali, salsa di funghi in anticipo e qualsiasi altra guarnizione che desideri.

50. Sandwich cubano di seitan

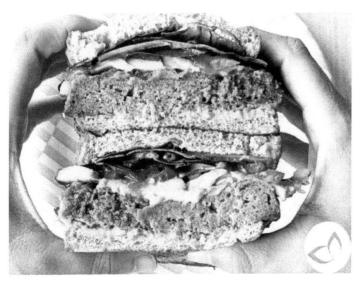

ingredienti

- Seitan arrosto Mojo:
- 3/4 tazza di succo d'arancia fresco
- 3 cucchiai di succo di lime fresco
- 3 cucchiai di olio d'oliva
- 4 spicchi d'aglio, tritati
- 1 cucchiaino di origano essiccato
- 1/2 cucchiaino di cumino macinato
- 1/2 cucchiaino di sale
- Seitan da 1/2 libbra, tagliato a fette spesse 1/4 di pollice

Per il montaggio:

- 4 rotoli di sandwich sottomarini vegani (lunghi 6-8 pollici) o 1 pagnotta italiana vegana morbida, tagliata nel senso della larghezza in 4 pezzi

- Burro vegano, a temperatura ambiente, o olio d'oliva

- Senape

- 1 tazza di fette di sottaceto di pane e burro 8 fette di prosciutto vegano acquistato in negozio

- 8 fette di formaggio vegano dal gusto delicato (preferito il sapore di formaggio giallo o americano)

Indicazioni

a) Preparare il seitan: preriscaldare il forno a 375 ° F. Sbatti insieme tutti gli ingredienti del mojo tranne il seitan in una teglia di ceramica o di vetro da 7 x 11 pollici. Aggiungere le strisce di seitan e condire con la marinata. Cuocere per 10 minuti, quindi capovolgere le fette una volta, fino a quando i bordi non saranno leggermente dorati e rimarrà ancora un po 'di marinata succosa (non cuocere troppo!). Sfornate e mettete da parte a raffreddare.

b) Assemblare i panini: Tagliare ogni rotolo o pezzo di pane a metà orizzontalmente e distribuire generosamente entrambe le metà con il burro o spennellare con olio d'oliva. Sulla metà inferiore di ogni rotolo, spalmare uno spesso strato di senape, alcune fette di sottaceto, due fette di prosciutto e un quarto delle fette di seitan e sopra con due fette di formaggio.

c) Tampona un po 'della marinata rimanente sul lato tagliato dell'altra metà del rotolo, quindi posiziona sopra la metà inferiore del panino. Spennellate l'esterno del panino con un po 'più di olio d'oliva o spalmate con il burro.

d) Preriscalda una padella di ghisa da 10 a 12 pollici a fuoco medio. Trasferisci delicatamente due panini nella padella, quindi aggiungi qualcosa di pesante e resistente al calore, come un'altra padella di ghisa o un mattone ricoperto con diversi strati di carta stagnola resistente. Grigliare il panino per 3 o 4 minuti, guardando attentamente per evitare che il pane si bruci; se necessario, abbassare leggermente la fiamma mentre il panino cuoce.

e) Quando il pane sembra tostato, rimuovere la padella / mattone e utilizzare una spatola larga per capovolgere con cura ogni panino. Premere nuovamente con il peso e cuocere per altri 3 minuti circa, finché il formaggio non sarà caldo e sciolto.

f) Togliete il peso, trasferite ogni panino su un tagliere e affettatelo in diagonale con un coltello seghettato. Servire caldo!

CONCLUSIONE

Tempeh offre un sapore di nocciola più forte ed è più denso e più ricco di fibre e proteine. Il seitan è più subdolo del tempeh perché spesso può passare come carne a causa del suo sapore saporito. Come bonus, è anche più ricco di proteine e più basso di carboidrati.

Il seitan è la proteina meno vegetale che richiede la minima quantità di preparazione. Di solito puoi sostituire il seitan con la carne nelle ricette usando una sostituzione 1: 1 e, a differenza della carne, non devi riscaldare prima di mangiare. Uno dei modi migliori per usarlo è come si sbriciola in un sugo di pasta.

Quando si tratta di tempeh, è importante marinare bene. Le opzioni di marinata possono includere salsa di soia, succo di lime o limone, latte di cocco, burro di arachidi, sciroppo d'acero, zenzero o spezie. Se non hai ore per marinare il tempeh, puoi cuocerlo a vapore con acqua per ammorbidirlo e renderlo più poroso.

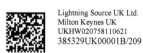

Lightning Source UK Ltd.
Milton Keynes UK
UKHW020758110621
385329UK00001B/209